战胜风湿骨病丛书

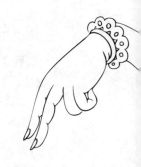

战胜类风湿关节炎

主　编　吴九如　王若男

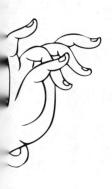

U0304797

中国科学技术出版社

北　京

图书在版编目（CIP）数据

战胜类风湿关节炎 / 吴九如，王若男主编 . —北京：中国科学技术出版社，2018.8（2024.6 重印）
（战胜风湿骨病丛书 / 吴英萍主编）
ISBN 978-7-5046-8083-9

Ⅰ . ①战… Ⅱ . ①吴… ②王… Ⅲ . ①类风湿性关节炎－中医治疗法－问题解答 Ⅳ . ① R259.932.1-44

中国版本图书馆 CIP 数据核字（2018）第 157118 号

策划编辑	焦健姿　王久红
责任编辑	黄维佳
装帧设计	华图文轩
责任校对	龚利霞
责任印制	徐　飞

出　　版	中国科学技术出版社
发　　行	中国科学技术出版社有限公司销售中心
地　　址	北京市海淀区中关村南大街 16 号
邮　　编	100081
发行电话	010-62173865
传　　真	010-62173081
网　　址	http://www.cspbooks.com.cn

开　　本	720mm×1000mm　1/16
字　　数	118 千字
印　　张	10.5
版　　次	2018 年 8 月第 1 版
印　　次	2024 年 6 月第 3 次印刷
印　　刷	河北环京美印刷有限公司
书　　号	ISBN 978-7-5046-8083-9/ R・2261
定　　价	45.00 元

丛书编委会名单

分册编著者名单

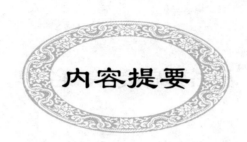

内容提要

　　本书是一本有关类风湿关节炎的科普图书，以吴英萍教授从医 40 多年的临床经验为出发点，从初识类风湿关节炎、名医治疗类风湿关节炎、类风湿关节炎的调养与康复等角度展开，分别介绍了类风湿关节炎的表现、致病原因及所需进行的检查，中医和西医的院内治疗，以及类风湿关节炎的自我中医调养。读者可以通过本书了解如何利用中药外敷、代茶饮，用按摩、拔罐、刮痧的手段自我进行治疗，也可以了解到日常在饮食上的一些注意事项及食疗药膳的内容，还可以知晓生活中的日常护理及自身如何锻炼。编者从生活中的常见病例着手，通过患者与医生间的一问一答，将涉及类风湿关节炎诊断、治疗、康复中的疑问一一解答，可供类风湿关节炎患者、患者家属及对本病感兴趣的读者阅读。

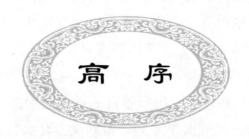

高 序

　　吴英萍教授倾心编著的"战胜风湿骨病"丛书即将付梓，她希望我为此书作序。此事如果是在两年前，我会毫不犹豫地欣然命笔。而如今，考虑我与她的关系，就有些迟疑不定。她说："这套丛书的出版是为了更好地传播预防治疗风湿病的知识和技能，帮助数以万计的风湿病患者解除痛苦，是将我几十年呕心沥血研究的独特疗法奉献给社会，你担心什么？"听到这些，我再也难以推却，只好"举贤不避亲"了。

　　"战胜风湿骨病"丛书是吴英萍教授集40余年医学研究和临床实践成果的结晶，是"英平风湿病治疗体系"理论和方法的具体诠释和解释，是一套融中国传统医药学与西方现代医药学于一体的风湿病大众医学科普读物。丛书从上百种风湿病中选取了8种常见、多发、患者众、危害大的风湿骨病症，由浅入深、通俗易懂地详细阐释了风湿病的病因病理和预防、诊断、治疗、康复全过程的理论知识和实践经验，既为风湿骨病医学工作者提供了一部难得的教材和工具书，也为广大风湿骨病患者的医疗康复提供了有益的指南。

　　风湿病，在我国古来有之，春秋战国时期的中医药典籍《黄帝内经》中将其称为"痹证"，是一种既常见又难治的疾病，被世界医学界称为"活着的癌症"。如果不能及时有效治疗，不仅会导致患者骨骼变形、关节扭曲、肢体瘫痪，还会累及多个脏器和免疫功能的丧失，给患者带来巨大的生理、心理痛苦和经济负担。据世界卫生组织统计，全球因患风湿病而致残的患者每年有近4000万人。我国现有风湿病患者达2000万人以上，其中80%的患者治疗效果不佳，尤其在广大农村地区，风湿骨病成为因病致贫、因病返贫的重要因素之一。

为攻克这一世界医学难题，帮助风湿骨病患者摆脱病痛的折磨，从20世纪70年代末开始，学习西方现代医学的大学毕业生吴英萍，在军队领导的鼓励和支持下，转而刻苦钻研中医药经典，遍访各地名医大师，巧借千家方、妙用本草经，历经10余年夜以继日的科学攻关，成功研究出有效治疗风湿骨病的"英平系列中成药"，获得军队科技进步奖，并在此基础上创立了一整套行之有效的"英平风湿骨病治疗体系"。40多年来，这套治疗体系为100多万名风湿骨病患者提供了良好的医疗服务，有效率达98%，治愈率近60%。

"英平风湿骨病治疗体系"的独到之处在于既追求治疗的有效性，又探寻风湿骨病的病因和病理，以实现"既治已病，又治未病"的功效。"英平风湿骨病治疗体系"认为，人的脏腑功能失调、免疫能力下降，是导致风湿病发生的内因；而作息不周、风寒湿邪侵入，则是风湿病发作的外因。内因为本，外因为末，舍本求末则百病难除。因此，应对风湿骨病的治本之道是调节脏腑功能、重建机体平衡和增强免疫能力。根据这一理念，吴英萍教授从100多味纯中药中成功研制出10余种国家专利保护的中成药，形成有效治疗风湿骨病的"核心技术"。

传统医药学和现代医药学是我国医药学的"一体两翼"，共同承担着维护人民健康的重任。中医药和西医药各有所长，又各有所短。实现中西医药的有机融合，扬长避短，取长补短，是我国医药学发展的最大优势。"英萍风湿骨病治疗体系"的可贵之处就在于探索出一条将中西医融为一体的路子，在风湿病的预防、诊断、治疗、康复等各个环节，将药物疗法、经络疗法、物理疗法、营养疗法、功能训练等各种中西医治疗手段科学组合，综合运用，从而收到标本兼治的良好效果。

2016年8月，党中央、国务院召开了具有重要历史意义的全国卫生与健康大会。习近平总书记提出了"大卫生、大健康"的理念，要求将人民健康置于优先发展的战略地位，并确定了"预防为主，中西医并重"的卫生工作方针。希望"战胜风湿骨病"丛书在健康中国建设和传播防治风湿骨病知识、技能方面能够发挥更大的作用，也希望"英平风湿骨病治疗体系"在理论研究和实践创新方面，不忘初心、戒骄戒躁，继续探索，不断完善，为提高人民健康水平做出新的更大贡献。

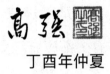

丁酉年仲夏

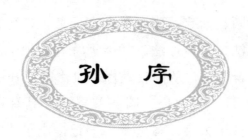

孙　序

　　民为邦本！"没有全民健康，就没有全面小康"，要实现中华民族伟大复兴的"中国梦"，就必须夯实"健康中国"这一关系全面小康的民生基础。因此，习近平总书记在全国卫生与健康大会上明确提出了我国新时期卫生工作方针："以基层为重点，以改革创新为动力，预防为主，中西医并重，将健康融入所有政策，人民共建共享。"由此可见，国家和人民对医药卫生工作提出了更大的需求和更高的要求，每一位医者的肩上都应有继承发展医学、服务大众的责任担当。

　　学无止境！医学，无论是中医学还是西医学，同样学无止境。要做到"术业有专攻"，就必须倾注毕生精力博学而深思。清代学者程国彭在《医学心悟》中说："思贵专一，不容浅尝者问津；学贵沉潜，不容浮躁者涉猎。"每一位医者的心中都应有潜心治学以促进实现医学"创造性转化、创新性发展"的责任担当。

　　风湿病，既是一种常见病、多发病，又是一种难治病。中医学认为，"风寒湿三气杂至，合而为痹"（《黄帝内经素问·痹论篇》），且按邪气所胜划分为：风气胜者为"行痹"，寒气胜者为"痛痹"，湿气胜者为"着痹"；按时令得病划分为：以冬遇此者为"骨痹"，以春遇此者为"筋痹"，以夏遇此者为"脉痹"，以至阴遇此者为"肌痹"，以秋遇此者为"皮痹"。西医学认为，风湿病大多是自身免疫性疾病，其病具有四大特点：隐（发病隐蔽）、慢（病情发展缓慢）、长（病程长）、传（大多有遗传倾向），是一组长期侵犯关节、骨骼、肌肉、血管和相关软组织或结缔组织为主的疾病，诊断及治疗均有相当难度。每一位主攻风湿病的医者在临床中都应有深入研究、总结提高的责任担当。

吾徒吴英萍出身军人，先后学习西医学、中医学，从事风湿病中西医结合临床近40年。响应习主席"切实把中医药这一祖先留给我们的宝贵财富继承好、发展好、利用好"的号召，遵循新时期卫生工作方针，认知"人命至重，贵于千金"，虔诚学习"大医精诚"之精神，牢记"术贵专精"之师训，潜心治学、勇于实践，研制成功国家级新药4项、中成药30余种，获得国家专利25项，著述160余万字，创立了中西医并重之"英平风湿骨病治疗体系"，荣获军队科技进步奖及吉林省"创新创业人才"、全国"巾帼建功标兵""三八红旗手"、五一劳动奖章获得者等荣誉称号。近年来，数历寒暑、数易其稿，以大量临床病例为基础，精心编写了"战胜风湿骨病"丛书。

抚卷通览，"战胜风湿骨病"丛书阐述全面、病例典型，中西医并重且相互补充，方法实用可行，行文简洁明了，易于普及推广，既能惠及广大群众，又可供同仁参考。

观其志，可赞；观其行，可嘉；观其书，可读。

是为之序。

孙光荣

丁酉年仲夏

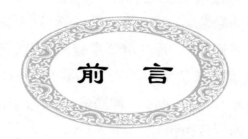

前　言

　　类风湿关节炎是一个世界范围性疾病。据流行病学统计，全球患病率大约在 1%，在美国等发达国家可达到 3%，在我国为 0.29%，以东北地区及华北地区最为常见，并且女性患者多于男性，比例为（2～3）：1。类风湿关节炎可以发生在任何年龄段，随年龄的增高发病率也随之增加，一般女性的发病年龄在 45－55 岁，男性的发病率也会随着年龄的增加而增加。此病以手、足小关节的多关节、对称性、侵袭性关节炎症为主症，经常伴有关节外器官受累及血清类风湿因子阳性，可以导致关节畸形及功能丧失。给患者造成了巨大的心理负担和经济负担。

　　本书详细介绍了类风湿关节炎的临床表现，中西医对于类风湿关节炎目前的主流治疗方法，类风湿关节炎患者的日常锻炼理疗，以及日常饮食注意事项，并提供了药膳养生食谱，对患有类风湿关节炎患者具有指导性的意见。

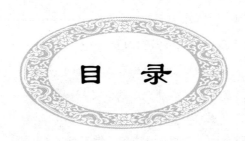

目 录

第1章 初识类风湿关节炎

第2章 名医治疗类风湿关节炎

第3章　类风湿关节炎的调养与康复

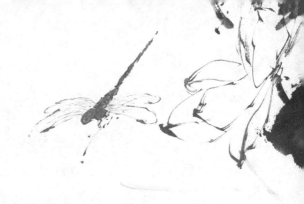

第1章 初识类风湿关节炎

中医诊室

张大妈，今年66岁了，年轻的时候是公交车的售票员，退休后与老伴享受起清闲的退休生活，半年前儿子生了二胎，老两口开始帮着带孩子，老伴有风湿性关节炎，心疼老伴的张大妈总是抢着洗洗涮涮，张大妈爱干净，照顾孩子是把好手，小孙子尿湿的衣服一天要洗好几件，忙得不亦乐乎，可是最近张大妈发现，入冬以来每次用凉水给小孙子洗衣服的时候手的关节就开始痛，近几天，每天早晨起床后发现手都是肿的，有的时候还特别僵硬。老伴听了张大妈的症状很担心地跟张大妈说："你不会也得了风湿吧，但是我这风湿今天手痛，明天腿痛，而且痛一阵就好了，你怎么越来越严重呢？咱们去医院看看吧。"儿子听说了很着急，带着母亲挂了号，吴英萍大夫详细询问了病情，告诉张大妈，她的病叫类风湿关节炎，跟老伴的病很像，但又不一样，如果积极治疗会有好转的。

生活中，像张大妈这样的例子并不少见。那么，什么是类风湿关节炎？跟风湿性关节炎有什么区别呢？类风湿关节炎的典型症状有哪些？应该做什么检查才能知道自己是否得病了呢？我们应该如何预防类风湿关节炎呢？

第一讲 类风湿关节炎的表现

1. 什么是类风湿关节炎?

张大妈：大夫，我得的到底是什么病啊？

英萍医生：大妈，根据你讲的这些，我怀疑你得了类风湿关节炎。

这个类风湿关节炎，它是一种主要累及四肢关节，以关节肿胀、疼痛为主要特征的自身免疫性疾病。这种病不是说机体免疫力不好，而是出现了功能紊乱：人体内产生了一种不正常的抗体，正常的抗体通过对付外来的病原体和异物来保证人体健康，这种不正常的抗体则是"自家人不认识自家人"，去破坏自身的正常组织（例如关节组织），这就导致了类风湿关节炎的发病。类风湿关节炎是一种慢性疾病，疾病发展到中、晚期很难治愈，容易导

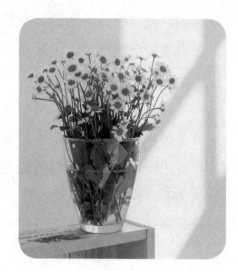

致关节变形和肢体残疾，甚至出现终身瘫痪。这个病也被称为"不死的癌症"，说明了它的难治程度。现在我们国家出现的劳动力丧失、致残等人群，它也是主要的几个致病因素之一。目前，人们对类风湿关节炎的认知度仍然较低，误诊及治疗不当的现象较为常见。一项对类风湿关节炎诊断现状的调查发现，类风湿关节炎患者首次就诊风湿免疫科的仅为23.2%，不少患者反复在非专科就医，以致长期不能确诊，延误病情。

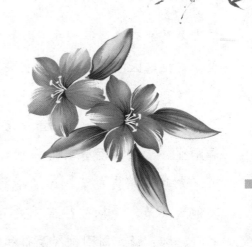

2. 风湿性、类风湿关节炎有什么区别？

张大妈：我家附近的邻居好多都有风湿，我这个类风湿跟他们的病有什么不同吗？

英萍医生：大妈，虽然风湿和类风湿只差一个字，但是你可不能把它当作差不多的病哦。从广义上讲，认为凡是能引起骨关节、肌肉疼痛的疾病都可归属为风湿病。延续下来，至今在风湿病分类上，广义的已有100多种疾病。类风湿就不一样了，它是一种独立的病种，是一种典型的慢性病，病情顽固，是很难治疗的疾病。

下面我们来从以下几点简单区分一下。

（1）发病情况不同：风湿性关节炎年轻人多见，男女比例相当。类风湿关节炎以中年女性多见。

（2）病因不同：风湿性关节炎是链球菌感染造成的，发病

3

前大多数都有感冒等预兆；而类风湿关节炎是多种原因引起的，至今为止，医学家们仍未能明确其发病原因。

（3）症状不同：风湿性关节炎常常累及一些大关节（例如：膝关节、肘关节等），不会造成关节的畸形。可伴有环形红斑、舞蹈症、心脏炎症等其他症状。类风湿关节炎往往多侵犯小关节（尤其是掌指关节、近端指间关节、腕关节等），也会侵及其他大关节，晚期往往造成关节的畸形。还可出现类风湿结节和心、肺、肾、周围神经及眼和内脏病变。

（4）治疗不同：风湿性关节炎以消除链球菌感染为主，同时对于受累的关节疼痛、心脏炎症等进行相关治疗。类风湿关节炎以防止关节破坏，保护关节功能，最大限度地提高患者的生活质量为目标。治疗用药上应及早应用抗风湿药；在关节疼痛肿胀期间，应用外敷中药缓解关节疼痛、运动不利等症状。出现内脏系统并发症，应及时进行相关治疗。

（5）预后不同：风湿性关节炎治疗后关节没有变形遗留。类风湿关节炎晚期会出现关节畸形。

3. 类风湿关节炎与骨性关节炎有什么区别?

张大妈：那我这个病跟我老伴的骨性关节炎有什么不同呢？

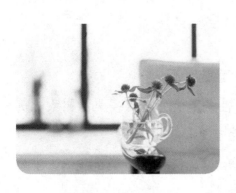

英萍医生：大妈你得的是类风湿关节炎，你老伴得的是骨性关节炎。

骨性关节炎是一种骨的退行性改变，也就是说，随着年龄的增加，或者是过度地使用

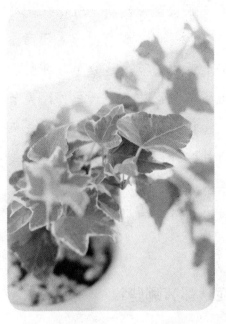

关节，造成的骨关节衰老退化。骨性关节炎的疼痛一般都发生在比较大的关节，或者是承重的关节。例如膝关节或者说髋关节、踝关节。骨性关节炎的疼痛多和劳累相关，一般多发生在上下楼、爬山或者是拎重物之后，休息之后疼痛会缓解一些。

类风湿关节炎是自身免疫系统疾病的一种，至今病因不明。类风湿关节炎的疼痛多发生在小关节，例如手指的指间关节、腕关节等，疼痛多呈对称性。类风湿关节炎的疼痛常常伴有僵硬，也就是说长时间静止不动之后关节疼痛加重，活动之后关节疼痛反而减轻。最常见的情况就是患者早晨起床之后关节僵板疼痛，活动之后僵硬症状减轻，疼痛减轻，这也就是我们最常说的晨僵。

大妈，你明白了吗？骨性关节炎与类风湿关节炎虽然都是关节炎，都有关节疼痛症状，但并不是同一种病，不能混为一谈。

4. 类风湿关节炎早期症状都有哪些？

张大妈：这个病最开始都有哪些症状？

英萍医生：首先，早晨起床的时候，会在关节部位出现僵硬、水肿等导致关节活动不便的症状。起床的时候就会有所感觉。因为此时症状很快就会自行消失，所以容易被忽略。然而，随着僵硬和水肿症状的不断发展，能够感觉到僵硬的时间开始延长。只要长时间不活动关节，僵硬症状就会出现，所以在午睡后以及在会客室等场所一直保持相同姿势时，即便是坐着不动，也会有所感觉。一旦像这样感觉不畅的关节多达数个，并且呈左右对称的话，就可以怀疑患上了类风湿关节炎。另外，关节疼痛有两类，活动关节的时候，感觉到的运动痛，和按压关节部位时候，感觉到的按压痛。而且这种疼痛多是从手、脚的关节开始，尤其是手，不是由手指第一个关节，而是手指第二个关节开始疼痛的话，这也是类风湿关节炎的早期症状。如果出现这些情况就快点去医院看看吧。

5. 类风湿关节炎的常见症状都有哪些?

张大妈：得了类风湿关节炎都会有哪些表现?

英萍医生：我们知道类风湿关节炎是一种全身性疾病。那么，类风湿的症状都有哪些呢?下面我来详细介绍一下本病的临床表现。

类风湿关节炎的症状如下。

（1）晨僵：关节的第一个症状，常在关节疼痛前出现。关节僵硬开始活动时疼痛不适，关节活动增多则晨僵减轻或消失。关节晨僵早晨明显，午后减轻。

（2）关节肿痛：多呈对称性，常侵及掌指关节、腕关节、肩关节、趾间关节、踝关节。

（3）类风湿性肺病：慢性纤维性肺炎较常见，常见的症状有发热、呼吸困难、咳嗽及胸痛。

（4）类风湿性心脏病：心脏受累，常有胸闷、心悸、气短、乏力等。

（5）眼部表现：葡萄膜炎是幼年性类风湿关节炎的常见病变，成人类风湿关节炎常引起角膜炎。

以上是关于类风湿的症状介绍，通过这些简介，你对类风湿的症状有一定了解了吧。因类风湿关节炎的症状多种多样，病理表现不一，不及时的治疗，病情就可能发展严重到残疾或瘫痪。发现类风湿症状后，要立即去医院确诊，尽快开始治疗，以免贻误了最佳治疗时间。

6. 晨僵的具体表现是什么？

张大妈：我所有的关节最近都不舒服，早晨起床就浑身僵硬难受，要运动好一会才会缓解的，是怎么回事？

英萍医生：这是类风湿关节炎患者重要的症状，叫作"晨僵"。晨僵是指患者清晨清醒后，病变关节或附近肌肉出现的发僵和发紧感，手握拳不紧，难以完成扣衣扣等动作，这种感觉在活动后或用热水浸泡后可以明显改善。另外，患者还可出

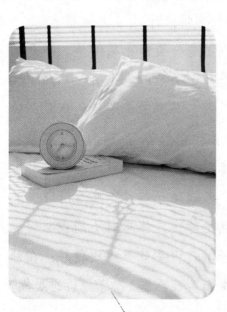

现翻身及下床活动不灵、步行困难等症状，需要经过肢体缓慢活动之后，这种发僵的感觉才能得到明显的减轻。出现晨僵的原因是由于在睡眠或运动减少时，水液蓄积在病变组织内，使关节周围组织肿胀所致。患者活动后随着肌肉的收缩，水肿液被吸收，晨僵也就可以随之缓解。因此，只要病变关

节活动较少或维持在同一位置较长时间，即使是白天，也可出现关节发僵症状，事实上这和晨僵是一回事。

晨僵时间的计算，应该以患者清晨睡醒或者静止后，出现僵硬感的时间为起点，到患者僵硬感觉明显减轻的那个时间为止，这一段时间称为晨僵的持续时间，通常以分钟作为计算单位。

晨僵在类风湿关节炎的患者身上表现最为突出，可以持续1个小时以上，甚至可以持续到下午。持续1小时以上的晨僵，被认为对类风湿关节炎具有诊断意义。晨僵同时也提示着病变的活动性，持续时间越长的，病变活动越明显；经治疗病情好转时，晨僵的时间也随之缩短，甚至可以完全消失。因此，晨僵常常作为观察病情的指标之一。所以大妈，你现在就已经出现典型的晨僵症状啦，需要及时去医院就诊，确诊后在医生的指导下进行系统治疗。

7. 类风湿关节炎的关节肿痛有什么特点呢？

张大妈：这个病关节痛都有什么特点呀？

英萍医生：类风湿关节炎的发病一般都比较缓慢。刚开始发病的时候可以出现一个或者是几个关节的一个肿胀疼痛。大多时候这种疼痛都是对称性的，偶尔会有游走不定的疼痛。关节疼痛以夜间晨起或者是关节启动时候为重。疼痛大多是酸痛、胀痛或者是向关节周围放射性疼痛。关节疼痛程度常与关节肿胀轻重程度相关，肿胀越明显，疼痛越严重。疼痛与滑膜炎及关节周围组织的炎症有关，特点是静止、休息时不痛或减轻，刚活动时痛加剧，活动之后减轻，表明关节炎症比较轻；在静止状态下痛，活动后更痛，说明关节炎症严重，处于急性进展期，关节功能严重受限，一般均需用镇痛药才能缓解。还应该注意有没有自发痛和活动痛。自发痛是指关节不活动，或在安静自然位置状态下也痛，有时甚至从睡眠中痛醒，这表明病变发展较快、较急，且较严重。当关节活动时才觉得疼痛，这表明关节炎症较轻，或趋于缓解。类风湿关节疼痛的特点是活动后减轻。休息后刚开始活动时又加重，如久坐后出现难以站立和行走困难，即我们常说的："坐下起不来，起来坐不下。"但这些现象经活动片刻即可减轻，逐渐活动自如，走路的步伐也可加重关节晨僵和肿痛，严重时患者可部分或全部丧失生活自理能力。关节疼痛在早晨、夜里、阴天、下雨、受风、受寒、着凉等情况，尤其感冒时期，会出现明显加重。

8. 老年类风湿关节炎症状都有什么？

张大妈：我们老年人得类风湿关节炎都有什么特点呀？

英萍医生：类风湿关节炎可发生在任何年龄，老年人得类风湿关节炎和中青年患病相比，更有你们自身的特点。老年类风湿关节炎患者起病形式更为缓慢，通常以隐匿起病为主，病程较长。而中青年类风湿关节炎患者往往急性起病，病程较短。手足肿胀也是老年类风湿关节炎的显著特点，其关节症状及关节功能障碍程度，均比中青年患者症状要重。贫血在老年类风湿关节炎患者中更为突出。这可能与老年人骨髓再生能力差，蛋白代谢障碍及伴随其他慢性疾病有关。老年类风湿关节炎患者，其并发症多于中青年类风湿关节炎患者，外观表现以乏力、肺纹理增多和肺间质病变多见。并发心血管疾病亦明显增多。

9. 类风湿关节炎病变关节有什么外观特点?

张大妈:得病的关节看上去都有什么不一样?

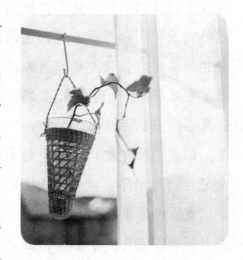

英萍医生:在你刚刚得病的时候,病变的关节可以没有明显的肿胀变形。而之后随着疾病的不断发展,关节肿胀一天天加剧,就会出现红、肿、疼痛等症状。类风湿关节畸形可谓形形色色,大约 90% 类风湿关节炎患者可累及手指关节,初始就出现近端指间关节及掌指关节的肿胀疼痛,晨僵与活动受限。随着病情进展,双手持物无力,握力减退,并逐渐加重。至晚期不同形状不同程度的畸形。

(1)尺偏畸形:因软组织松弛无力,除拇指外,其余四指的远端向小指一侧偏斜,导致手呈 Z 字形畸形。

(2)鹅颈畸形:掌指关节屈曲,近端指关节过伸,远端指关节屈曲,从侧面看很像鹅的颈部。

(3)纽扣花畸形:近端指间关节屈曲,远端指关节过伸。

(4)望远镜畸形:受累的手指可被拉长或缩短,像个古老的望远镜。

(5)纺锤状畸形:近端指间关节梭形肿大畸形,呈纺锤状。

(6)杵状畸形:远端指间关节的屈曲畸形成槌子状。

此外,其他关节(如腕、肘、膝、髋等关节)亦可因骨质

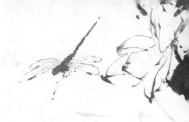

侵蚀破坏而导致不同程度和形式的畸形。

10. 类风湿关节炎哪些关节容易受到累及?

张大妈：这个病会给我哪些关节造成伤害?

英萍医生：类风湿关节炎一般都悄悄地发病，刚开始的时候可以出现一个或者是多个关节的肿胀疼痛。大多时候都是手指或者是足趾这些小关节。疼痛一般都是对称的。偶尔会有一些游走不定的多个关节肿胀疼痛。以近端指间关节，掌指关节，腕关节，颞颌关节及足关节最多见。其次为肘关节，肩关节，踝关节，膝关节。颈、远端关节及脊柱骶髂关节，髋关节很少受累。

第二讲 类风湿关节炎的病因

1. 类风湿关节炎病因有哪些?

张大妈：为什么我会得类风湿关节炎呢?

英萍医生：类风湿关节炎是一个与环境、细菌、病毒、遗传、性激素及精神状态等因素密切相关的疾病。至今为止还没有一个统一的标准来衡量。下面我来给你具体地介绍一下。

（1）感染作怪，关节遭殃：许多研究表明，类风湿关节炎的发病与某些病毒的感染有一定关系。那么，为什么病毒感染会引起类风湿关节炎的发病呢？这是因为当病毒侵入我们人体的时候，人体的免疫细胞就会产生出一种不正常的抗体，在医学上，我们把它叫作"自家抗体"。这些抗体就是罪魁祸首啦。但到目前为止，类风湿关节炎究竟是哪种病毒引起的，尚无定论。

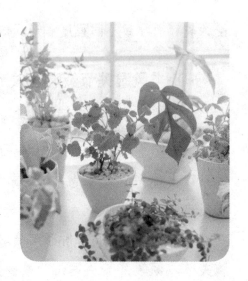

（2）与遗传因素的关系：有研究报道说，类风湿关节炎的发病与遗传因素有一定的关系，如果你的家族中有人得了这个病，那么你患病的概率就会比别人要高。如果你的父母患有这个病，那么你的发病率，要远远高于双亲没患有类风湿关节炎的人。另外，根据统计分析，类风湿关节炎患者的血型，还以 AB 型和 A 型居多，其原因尚不得而知。

（3）与性激素的关系：类风湿关节炎的患者，女性多过男性，发病率男女之比为 1 ：（2～4）。更年期妇女的患病率达到高峰。服避孕药的女性发病率有所减少，而妇女妊娠期，病情又可以得到缓解，这说明类风湿关节炎与内分泌也有直接的关系，表明性激素在类风湿关节炎中起一定作用。

（4）其他因素：例如寒冷、潮湿、疲劳、外伤、吸烟以及精神刺激，均可能与类风湿关节炎的发生有关。

2. 类风湿关节炎与神经功能失调有什么关系吗?

张大妈：怎么我开始看病时候，有人告诉我是神经功能失调呀？

英萍医生：类风湿关节炎的发病症状往往都不一致，初期一般表现不出明显的症状，但是在病发之后回想诸多细节时，还是能够发现很多征兆的。在患病的初期，自身可以感知到的症状有：持续低热、身体倦怠、面色不佳、体重减轻、情绪低落、易出汗、焦躁、手脚麻木等。这些症状与自主神经功能失调的症状如出一辙，很容易被忽视。

因此，本阶段即使马上到医院接受检查，也会由于类风湿因子多为阴性，而不易被诊断出来，反而往往被误诊为感冒，或者自主神经失调等疾病。在此过程中，像手、脚这样的小关节，首先开始引发炎症症状，继而早上起床的时候你会感到关节僵硬与疼痛，活动受限等症状。大部分情况下，僵硬与疼痛感会在中午时分消失；到傍晚时分，由于一天的疲劳积聚，关节处可能又会再次出现疼痛感；随病情进展，累及关节增加，由这些感到僵硬与疼痛的小关节开始，向膝、肘、肩等大的关节扩展。同时，左右对称的关节患病，也是类风湿关节炎的重要特征。伴随着疼痛出现的，往往是肿胀。用手指按压这些地方，会有像橡皮般的弹性，感觉发热。这时候病情就加重了，症状会越来越明显，也就容易诊断啦。所以一定要仔细观察身体给我们的信号，选择可以信赖的医院就诊，不要忽视疾病，尽早开始系统治疗。

3. 怎样看待关节疼痛?

张大妈：我不就是关节痛嘛，老年人很多都这样，挺挺就过去了吧?

英萍医生：大妈，如果你已经出现了关节疼痛，请不要强忍疼痛。如果只是短时间的疼痛，当然没有太大问题，但是像

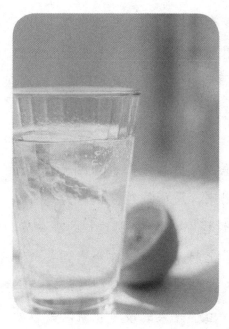

类风湿关节炎这样频发、持久地感到疼痛的话，就可能形成疼痛专用的神经回路。而一旦这种回路形成，可能只是少许的刺激，都会让你感受到剧烈的疼痛，并且这种回路很难被切断。

因此，不要认为只是疼痛而已，从而去强忍它。而是有必要迅速采取措施，接受系统的治疗。

4. 类风湿关节炎都有什么危害？

张大妈：这个病都会给我带来哪些危害呀？

英萍医生：类风湿关节炎是一种慢性病，它是以侵蚀关节为特征的，全身性自身免疫系统疾病，它不仅为患者的生活带来很大的不便，严重的还可以致残、致畸，因此类风湿被西医称为"不死的癌症"，由此可以看出类风湿关节炎的危害之大。那么，类风湿关节炎的危害具体有哪些呢？

（1）皮肤病，具有代表性的为类风湿结节。另外，恶性类风湿关节炎可引起坏死性脉管炎，出现一种紫癜、溃疡和坏疽混合存在的皮肤病变。

（2）肾病，当类风湿患者出现肾功能障碍，多与长期使用抗类风湿药和镇痛药有关。在此期间，也有可能引起间质性肾炎，虽然进展缓慢，但可导致肾衰竭，因此老年人和有肾病患者应

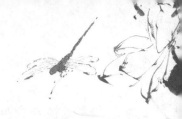

慎重使用。

（3）肺炎，由于风湿患者长期服用激素，造成免疫能力下降，一旦遭受细菌感染，类风湿的危害会使得患者常合并肺炎，使病情不断地恶化。这是常见的类风湿的危害。

（4）有 70% 左右的类风湿患者因病变侵犯心脏、血管、肺脏、视觉、神经系统等，引发相关严重并发症，让患者更加痛苦。

（5）发病时通常会出现关节疼痛、僵硬、肿胀和骨破坏，如果不及时使用有效的方法控制，关节炎症会不断发展，最终会出现关节的残疾，导致生活严重受限、并且丧失劳动能力。

因此，在日常生活中出现类风湿关节炎的症状，一定要及时去医院进行治疗。对于已经确诊的类风湿患者来说，要积极面对疾病，不要盲目治疗，应遵循医生的要求进行系统化治疗，以缓解疼痛，改善关节活动不良，减轻类风湿关节炎的危害。

5. 为什么类风湿关节炎患者要定期到医院复诊？

张大妈：我在家好好吃药不就行了嘛，干嘛非得总去医院检查呀？

英萍医生：大妈，去医院定期复查是必需的！这是因为类风湿关节炎是一种不能根治的疾病，在长期治疗过程中一定要随时结合病情的变化，定期检查类风湿因子、C反应蛋白、血沉、X线等项目，来评价疾病是否有活动性、活动的程度、骨关节破坏是否有所进展，以及治疗的效果等。如果评估疗效不佳，还应该考虑改用其他药物或联合用药，以免延误病情，失去治疗的最好时机。

另外，虽然概率不大，但是治疗类风湿关节炎的药物还是有可能会产生各种各样的不良反应，例如恶心、呕吐、食欲缺乏、消化道出血、白细胞减少、肝肾功能损害等，有些药还要定期检测眼底，查胸片了解是否存在肺间质纤维化。因此，非常有必要定期到医院进行有关检查，调整药物剂量或种类，达到不良反应最轻、疗效最好的目的，同时，有助于提高患者的依从性，在医生指导下正规用药。

6. 天气对关节疼痛有什么影响吗？

张大妈：为什么我觉得阴天下雨的时候关节会更疼呀？

英萍医生：类风湿关节炎与气候环境的关系非常密切。患者对气候变化很敏感，每当天气变化，阴天、下雨天或者刚刚转为阴天，以及寒冷、潮湿、受冻时，患者关节肿痛的症状就会加重。所以人们还称类风湿关节炎的患者为"气象台"。这是因为类风湿关节炎的患者的关节及周围神经血管的功能不全。血管收缩和舒张都十分缓慢，并且收缩、舒张的不充分，所以皮肤温度升高比较缓慢，对气候不能够适应。潮湿天气时湿度增高，使关节神经的敏感性增加，再加上寒冷时血流速度减慢，滞留在关节局部的血液和滑液中的纤维蛋白增多，增大了关节

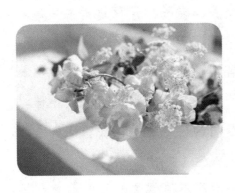

活动时的阻力，所以关节疼痛加剧。另外，在气温降低的时候，关节间隙内的液体不能顺畅流向血液和组织，继续留在关节腔中，导致关节腔的容量升高，造成关节的肿胀和疼痛加重。

张大妈：我摸着关节附近好像有结节一样的东西，是什么呀？

英萍医生：大妈，这个叫类风湿结节，是类风湿关节炎重要的关节外病变之一。是类风湿关节炎相对常见的症状，每4个或者5个类风湿关节炎的人中就会有一个人出现这个表现的。

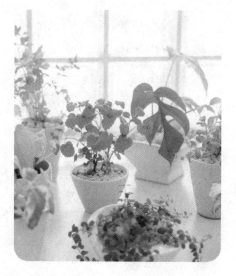

结节呈圆形或椭圆形，质地较硬，直径从数毫米到数厘米不等，即从小米粒那么大到鹅蛋那么大都有可能。可一个或者多个，位于皮下，常常附着于骨膜之上，不容易活动，多见于关节隆起部位，以及受摩擦较多的部位。比如：肘关节的伸侧、头皮、跟腱、坐骨结节或关节周围。少见部位有耳朵和鼻梁。类风湿结节一般不疼，或者仅有轻微的触痛。类风湿结节也可以发生在内脏组织，这样的被称为深部结节，尤其是容易发生在胸膜和心包膜的表面，以及心脏或者肺的实质组织。也可以见于巩膜或者脑膜等。类风湿结节多见于类风湿因子阳性的患者，多伴有活动性关节炎，以及其他关节外的病变，因此可以作为类风湿关节炎病情活动的指标之一。随着治疗之后病情的控制或者缓解，类风湿结节可以软化缩小乃至于消失。临床上可将其作为病情缓解的指标之一来观察。

8. 类风湿关节炎是否会致畸致残?

张大妈:我得了这个病是不是就残疾了呀?

英萍医生:类风湿关节炎是一种以关节病变为主的慢性进行性疾病,随病程进展,病情持续反复发作,可导致关节软骨和骨质破坏,以及关节周围支持性肌肉的萎缩,最终可导致关节畸形和功能丧失,造

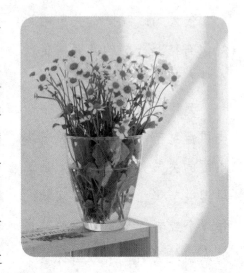

成不同程度的残疾,影响患者的日常生活和工作。类风湿关节炎不仅可以致残,而且还能使患者平均寿命缩短。因此,对于类风湿关节炎早期诊断、早期积极正规的治疗是非常重要的。然而,患了类风湿关节炎,并不等于就丧失了生活和工作的能力。患者在专科医生的指导下,坚持合理的药物治疗,有效的关节功能锻炼,以及其他辅助治疗,可使病情改善或缓解,从而使关节保持良好的功能状态,还可以从事各种活动。没有重要脏器受累的患者,一般也不会影响寿命。有的类风湿关节炎患者,由于诊断或者治疗的延误,病情已属晚期,药物治疗难以发挥作用,但经过适当的外科治疗,也可以矫正畸形改善关节的功能,满足工作和生活的需要。

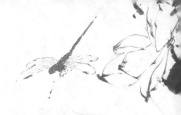

9. 关节变形都有什么原因呢?

张大妈:为什么这个病会让关节变形呢?

英萍医生:一个关节正常的结构和功能需要有以下几方面共同作用维系:关节面、关节囊、关节周围的肌肉和韧带。这些是维持一个关节的基本要素。而类风湿关节炎的病理改变主要就在这些地方。由关节滑膜释放的炎性物质,让关节的软骨变薄,同时也导致关节的炎性组织增生。增生的炎性组织又侵入到关节骨质的边缘,像触角一样,一方面阻断了关节软骨和关节液的接触,严重影响着关节的营养;另一方面,产生的水解酶还会导致关节软骨韧带和肌腱中胶质的破坏,从而破坏关节面。并且使关节周围的肌肉萎缩,令关节韧带拉长以至于断裂,这样就破坏了维持关节结构和功能的最基本结构。导致关节畸形活动受限,到类风湿关节炎晚期,两关节面之间的纤维性增生甚至固化,使关节僵直,功能丧失。类风湿关节炎主要的病理变化是所谓的滑膜炎。正常状况下,关节腔内面有一层精致的滑膜,可分泌关节滑液,以润滑和保护关节。患类风湿关节炎时,滑膜产生发炎反应,关节因发炎细胞的聚积而有红、肿、热、痛的现象。这种发炎反应严重时甚至侵犯整个关节,破坏软骨甚至骨骼。若缺乏适当治疗,关节将变形、僵直而无法活动。此外,活动期的类风湿关节炎患者中有5%～15%会出现皮下结节,这是一种发生于皮下面,因发炎作用而变性成的纤维组织,分布很广,但好发于较敏感部位如关节伸侧、头皮等,通常不会有太大问题,有时则会导致感染。如果发生在眼睛等器官,则会导致较严重的后果。

第三讲 确诊类风湿关节炎需要做的检查

1. 类风湿关节炎化验检查都有哪些呢?

张大妈:为了确诊类风湿关节炎我都要做哪些检查呢?

英萍医生:你需要做以下检查。

(1)常规血、尿液、肝肾功能检查是必需的,它有助于病情分析。而肝、肾功能又为用药后可能出现的损害和用药前后比较打下基础。

(2)C反应蛋白、红细胞沉降率(又称血沉),它们是测试风湿病和关节炎活动程度的比较可靠的方法,如关节红、肿、热、痛明显,血沉增快;关节红、肿、热、痛消失,则血沉有不同程度的下降。

(3)X线检查:因受累部位、病变轻重和病程的不同阶段而有差异,这个医生也会根据实际情况做出判定。

(4)类风湿因子检查,80%左右的类风湿关节炎患者血液中呈阳性。类风湿因子滴度越高,诊断为类风湿关节炎的可能性越大。

2. 类风湿关节炎患者做各项化验的意义是什么?

张大妈:这么多检查都要做吗?开了这么多检查单,能不能少点?

英萍医生:在风湿免疫科,类风湿关节炎的检查项目主要分为以下几种。

（1）诊断性指标：诊断性指标主要是判断你是不是得了"类风湿关节炎"，主要的指标包括类风湿因子（RF）、抗环瓜氨酸肽抗体（抗CCP）、抗波形蛋白抗体（抗MCV）和抗角蛋白抗体（AKA）四种。一旦这四种抗体中一种或几种都是阳性的时候，就需要怀疑或警惕是否得了类风湿关节炎（当然还需要结合临床症状和其他检验项目来看）。这些项目仅仅说明你是否是患了类风湿关节炎，但和疾病活动度往往关系不大，患者朋友并不要指望这些指标"转阴"（这往往是很困难的），也并不需要定期复查这些项目，因为它的阳性，往往会跟着你一辈子。

顺便说一句，很多患者朋友喜欢盯着"类风湿因子"看，是高了？还是低了？追问医生"降了没有？"，其实这是没有必要的，因为他的意义远远没有后文提到的"血沉""C反应蛋白"大。

（2）活动性指标：一般确诊了"类风湿关节炎"，你就需要进行治疗，治疗的目标是降低疾病活动度，减少炎症反应，从而减少关节破坏。血液中的"血沉""C反应蛋白"两项指标，可以反映疾病活动度的指标，了解这两个指标就可以指导医生更好地进行治疗，加减用药。这两项指标，需要定期复查及检测。

（3）安全性指标：安全性指标主要是指血常规（白细胞、血小板等）及肝肾功能（谷丙转氨酶、谷草转氨酶、肌酐等），这是由于治疗类风湿关节炎的药物都可能会造成血液系统损害，或肝肾功能损伤。虽然仅有一小部分患者会出现明显的不良反应，但很可惜的是，医生无法预知是谁，或是在什么时候出现这些不良反应。所以这些项目必须定期检测，这也是类风湿关节炎治疗中最为重要的一环。我们推荐开始用药2周内复查一次，等服药时间长了最长可以 3 个月复查一次。

（4）伴随疾病指标：那么，什么叫伴随症指标呢？说的是类风湿关节炎有时候会存在伴发疾病，如干燥综合征这个病就特别容易和类风湿关节炎合并存在，这时就需要筛查 ANA 抗体谱、ANA 定量等以期早期发现。除此之外，类风湿关节炎治疗需要排查肝炎、结核等感染病，不然用药会有风险，所以医生在用药前也往往会筛查乙肝、结核这些问题。

总的来说，类风湿关节炎是一个慢性疾病，目前已经可以做到可控可治。但这需要有条不紊的定期随诊，定期复查，虽然有时候这很烦琐，但带来的收益同样很大！

3. 化验中的类风湿因子是什么？

张大妈：我去医院检查化验，大夫跟我说类风湿因子高，类风湿因子是什么？

英萍医生：类风湿因子是一种自身抗体，大多出现于类风湿关节炎患者的血清里或者关节滑膜液之中。大约 90% 关节炎患者的类风湿因子呈阳性。但不是你类风湿因子阳性或者偏高你就一定得了类风湿关节炎，一般有免疫系统疾病乃至健康人的类风湿因子都可能是阳性！总之，如果检查出现类风湿因子阳性，不要自认为就已经患上类风湿关节炎，要尽量去寻求医师的帮助，配合医

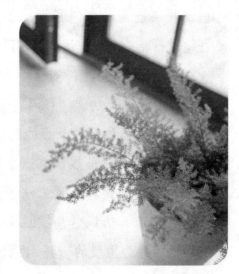

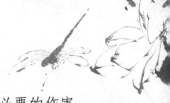

师做相关的检查，明确病因，才会避免对自己造成不必要的伤害。

4. 类风湿因子阳性就是类风湿关节炎吗?

张大妈：类风湿因子阳性就是类风湿关节炎吗？

英萍医生：常有患者看到化验单上类风湿因子阳性，就认为自己得了类风湿关节炎，这是把问题看得太简单了。第一，严格说类风湿因子不应只报告阳性或阴性，而应该报告滴度是多少，每个医院的化验室应该有自己的阳性判断标准，不报告滴度的类风湿因子没有参考价值，反而会误导。第二，正常人也有5%左右类风湿因子阳性。老年人阳性率更高些，达到10%左右。第三，类风湿因子阳性，除见于类风湿关节炎外，还可见于病毒感染，例如肝炎慢性感染、结核，以及其他自身免疫系统疾病，如干燥综合征、红斑狼疮等。类风湿关节炎的诊断标准有七项，至少符合四项才能诊断，而类风湿因子只是其中的一项而已，因此，不能仅仅凭类风湿因子阳性就诊断为类风湿关节炎，那么是不是类风湿因子阴性就可以排除类风湿关节炎呢？也不是的，上面介绍类风湿因子有四种。一般化验的时候只化验一种。所以可能化验的结果是阴性，但是没化验的那些是阳性。这就需要反复检测。

5. 类风湿关节炎患者是否会出现贫血?

张大妈：我最近有些贫血，是不是这个病影响的？

英萍医生：贫血是类风湿关节炎常见的表现，发病率为16%～65%，是关节外表现的最常见症状，贫血的程度常常与类风湿关节炎的活动性呈正相关。类风湿关节炎患者并发贫血

的原因尚不十分清楚，可能与铁分布异常有关。此外，这类患者长期服用抗类风湿药物，还可能影响食欲，使饮食的营养成分摄入减少，甚至少数患者并发消化道溃疡和出血，导致失血增加，这些因素均可导致类风湿关节炎患者出血和贫血。类风湿关节炎患者常在疾病活动时出现贫血，大多数程度较轻，患者往往没有什么自觉的不适，大多数是通过化验检查才发现的，典型的类风湿关节炎贫血是一种慢性的贫血。严重贫血者少见。一旦发现严重贫血，应该考虑是不是有其他原因引起的贫血。类风湿关节炎患者并发贫血的治疗在于控制基础疾病，也就是类风湿关节炎。随着类风湿关节炎缓解之后，贫血症状也会有所改善。由于类风湿关节炎患者贫血往往不太严重，而且不会进行性加重，极少需要输血，患者对铁剂、叶酸、维生素 B_{12} 反应不好，除非有证据表明是缺铁性贫血，一般不主张补充铁剂，因为大量铁剂可使关节炎症状加重。

6. 类风湿关节炎需要进行影像学检查吗？

张大妈：得了这个病采血化验不就行了吗？还用得着拍片吗？

英萍医生：要正确诊断类风湿关节炎，除了详细的体格检查、实验室检查之外，影像学检查也必不可少。

X 线检查。这个方法简便，经济，而且具有良好的空间分辨率。类风湿关节炎患者由于关节滑膜的炎症，引起软骨、甚至软骨下骨质的破坏。从而出现相应的 X 线征象。

（1）软组织肿胀：这是由于关节腔积液，或者关节周围组织肿胀引起的。

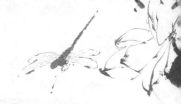

（2）滑膜改变：这是由于关节的滑膜增生，形成了血管翳，破坏关节。关节积液也在一定时期内表现为关节间隙增宽，但 X 线片上有关节面模糊或毛糙的改变，提示已经有关节软骨的破坏。

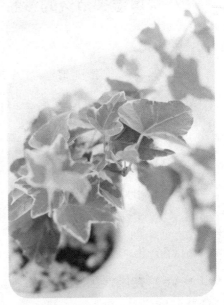

（3）关节软骨侵蚀：可以看见关节面不规则的缺损，晚期会出现关节间隙变窄，甚至会消失。

（4）骨质的破坏：关节面的骨质有破坏，会导致关节间隙的变窄。

（5）关节融合及脱位：这会造成关节的永久性畸形。

（6）骨质疏松及增生：早期可见关节本身的骨质疏松，晚期由于关节炎症及关节废用，就导致了普遍性的骨质疏松，但是有些患者也会伴有骨质增生。

CT 检查。它的优点是对关节软组织的分辨能力要高于常规的 X 线片。因此对需要分辨关节间隙、椎间盘、椎管病变的类风湿关节炎患者可以选用 CT 检查。

磁共振检查。这项检查在类风湿关节炎的应用价值在于其对软组织的分辨能力更高一层。此外，它对关节周围的软组织、肌腱韧带、半月板等，均是理想的检查方法，对发现类风湿关节炎的早期关节破坏很有帮助。

7. 类风湿关节炎的诊断标准都有什么?

张大妈:怎么给一个患者诊断得没得类风湿?

英萍医生:类风湿关节炎有系统的诊断标准,这个我们可以参考 1987 年美国风湿病学会的类风湿关节炎分类标准制定。

(1)晨僵大于 1 小时以上。

(2)出现 3 个或 3 个以上关节区的关节炎症。

(3)出现手关节炎。

(4)出现对称性关节炎。

(5)出现类风湿结节。

(6)类风湿因子呈现阳性。

(7)X 线显示出现手、腕关节骨侵袭,或明确骨质脱钙的典型的类风湿关节炎改变。

以上内容凡是满足 4 条或以上,其中条件(1)~(4)至少持续 6 周,即可诊断。

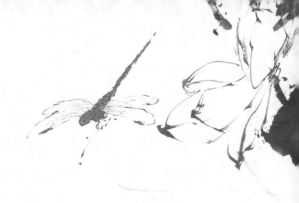

第2章 名医治疗类风湿关节炎

第一讲 类风湿关节炎的西医治疗

1. 西医治疗类风湿关节炎的方法都有什么呢?

张大妈:如果我真得了类风湿关节炎,西医对此病的治疗方法都有什么呢?

英萍医生:如果经过各项检查已经确诊你得了类风湿关节炎,目前西医对于本病的治疗有很多种,你可以根据自身情况选择。首先需要你对本病的整体治疗有足够的了解,能按照医嘱进行日常保健及发病时应急处理:应适当补充营养、保持适度休息、类风湿关节炎急性期应到正规医院进行关节制动治疗、在恢复期多做关节功能训练、配合适当的物理治疗。要想治疗这个病,得控制住炎症感染、尽量纠正病变关节异常、阻止骨质被破坏、积极预防关节功能的丧失,治疗以药物为主。治疗应尽早开始,联合多种药物,根据患者个人情况选择治疗方案。在药物治疗方面,临床广泛应用以下几种:能缓解症状但不能控制疾病进程的非甾体抗炎药;可改善患者症状、能控制疾病发展速度的抗风湿药;能迅速改善关节肿痛和全身症状的糖皮质激素、可减轻关节肿痛不良反应较少的植物药制剂和对本病有治疗作用的生物制剂。目前临床应用最广泛的几种治疗方式：操作简便的口服，相对方便的静脉输液，给药作用部位直接、起效迅速的关节腔注射。同时还可以应用理疗方法减缓疼痛，局部消肿。若病情严重，则可以应用外科治疗，针对发病部位，急性期可采用关节滑膜切除术，随疾病发展可应用关节形成术及关节置换术恢复关节功能。

2. 类风湿关节炎能否应用止痛药？

张大妈：那我就是疼，吃点止痛药顶着挺一下行不行？

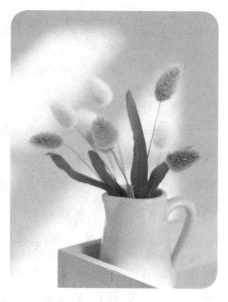

英萍医生：一般你们说的止痛药物，普遍是指中枢性止痛药和非甾体抗炎药。中枢性止痛药为二类精神药品，虽然镇痛效果显著，但是二类精神类药品具有成瘾性、毒性反应较大，在门诊及各药房购买难度大，且此类药物对于本病并无治疗作用，仅能镇痛，缓解患者一时的疼痛。我还是建议你使用非甾体抗炎药。这类药物可以解热镇痛、消炎抗凝，在临床上用以治疗各种疼痛症状明显的疾病，改善疼痛症状。类风湿关节炎发作期疼痛难忍的情况下，可以服用本类药物消炎止痛、退热、减轻关节肿胀。为临床最常见的用于治疗类风湿关节炎的药物，可快速缓解症状，解除病变关节疼痛，但是对病情进展无明显作用，不应单独使用。也就是说，你要是疼，可以吃点止痛药，它也确实能缓解你疼痛和病变关节部位肿大的情况，看起来是能治好你的症状。但是这个药它治标不治本，你的病还是在发展，慢慢严重。所以单纯吃止痛药是不行的。为了达到减慢疾病发展速度从而治疗疾病的目的，必须配合其他治疗药物使用。

3. 类风湿关节炎常见的止痛药都有什么呢？

张大妈：那你说的这种止痛药常见的都有哪些？

英萍医生：我所说的止痛药种类为非甾体抗炎药，对于类风湿关节炎的治疗，可以消炎退热、止痛、减轻关节肿胀等。用这个药得根据你自身条件选择，一般先选一种连着使用 2 个星期，要是症状没缓解或者缓解了但是还是疼得挺不住，咱就把这药停了换其他的再用 2 个星期试试。但是这药可不能两种一起使啊。传统非甾体抗炎药如布洛芬、萘普生等，由于同时抑制胃黏膜合成生理性前列腺素，所以常见胃肠道不良反应，如腹痛、恶心，严重者可致使胃肠出血、穿孔。所以吃的时候得合理应用保护胃黏膜药物，要是有活动性胃溃疡或者十二指肠溃疡这类病的就不能使这个药了。近年研究发现一类新药——COX-2 抑制药，这药对胃肠道不良反应相对小一些，但是对心血管有不良影响。所以说本类药物有胃肠道疾病、心血管病、肝病、肾病的人吃的时候得多注意些，严重的话就不能用了。要是用了一段时间，关节肿痛和晨僵都好了，就能停了。也就是说，止痛药有两种，一种对胃肠道负担比较大，如果你以前有慢性胃炎得注意点，

兑着胃黏膜保护药一起用；要是以前有消化道溃疡什么的，这类药你就绝对不能用了。要不容易出现胃出血、胃穿孔，发生危险。另一种呢，对胃肠道的影响小一点，但是对心血管影响大。你要是心脏不好，之前得过冠心病、心律失常之类的病，服用这类药物就要谨慎点了。总而言之，非甾体抗炎药对胃肠道都是有所刺激和损害的，应该注意观察胃肠道情况，注意保护胃黏膜。同时本类药物代谢通过肝、肾，既往有过肝、肾系统疾病的话要慎用，如果长期服药，则需要定期检测肝、肾功能，必要时增加保护肝、肾功能药物，减轻肝肾损伤。

4. 类风湿关节炎能否使用阿司匹林？

张大妈：阿司匹林我总能听说，这药也好买，我用这药行不行？

英萍医生：当然是可以的，但是即使是口服阿司匹林这类的常用药也是要询问过医师或者药师来确定合适的剂量。类风湿关节炎这个病，要是用小剂量的阿司匹林的话，除了能镇痛抗炎，还能预防心脑血管疾病。这是个慢性的病，长期的炎症反应，可加速动脉粥样硬化的进展，所以说得了这个病的人比正常人容易得冠心病。阿司匹林还能预防和降低癌症发展的危险：长期服用可降低癌病的死亡风险。还能增强机体免疫力、抗衰老，以前有研究证明，70岁以上的老年人服用阿司匹林，可减少因人体衰老诱发的记忆力减退。并且阿司匹林还对眼睛好，能保持角膜弹性、减缓角膜老化过程。还能用来治疗各种皮肤疾病、肠道疾病等。根据推测，还有抗糖尿病性心脏病、

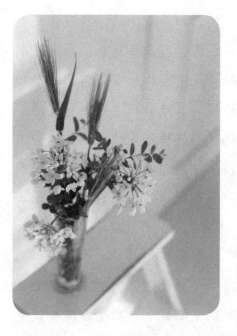

抗老年痴呆症等作用。阿司匹林作用广泛且疗效好，但是仍有挺多的不良反应。比如最常见的过敏反应：曾经患过鼻炎或者鼻息肉的人应用本药，易出现皮疹、水肿、哮喘或其他反应。服用阿司匹林可损伤胃黏膜，而引起胃黏膜糜烂、出血和溃疡。长期连续服用中剂量的阿司匹林，可增加患者得溃疡病的可能性。阿司匹林能抑制前列腺素的合成，使胃黏膜缺血，胃酸分泌增多，加重溃疡的程度。因此，吃阿司匹林最好在吃完饭的时候，或者一起配着抗酸药吃。本药也可造成肝、肾损害，可引发间质性肾炎、肾功能减退等疾病。服用本药需定期监测肝、肾功能，且非甾体抗炎药最好不要联合使用，故药物选择应根据个人情况而定。

5. 类风湿关节炎能否使用布洛芬？

张大妈：我之前搬东西时扭了腰，还有剩下的布洛芬是不是也可以吃？

英萍医生：布洛芬也属于我上面说的常规非甾体抗炎药范围，吃它来止痛抗炎、减轻关节水肿自然是可以的。但是阿姨，你需要先分析自己的身体症状来选择药物，比如：你有没有过胃肠道的疾病史？有没有过突发一阵心慌、胸闷，或者出现心胸部疼痛？也就是说，你得看看你以前有没有胃痛啊，吃完饭容易胃胀啊，恶心干呕之类的症状。如果有的话，建议你还是先做个胃肠镜确定一下病情，再根据情况选择药物。如果没有胃肠道疾病当然最好，但是长时间应用药物也需要监测胃肠道情况，适当的配合保护胃黏膜药物，以减轻布洛芬对胃肠道的刺激。同时阿姨，到你这个年纪就应该每年体检了。你之前有过早晨起来眼睑肿、小便异常、全身乏力这些症状吗？如果有以上症状，说明你的肾功能可能不太好。之前有过颜面灰暗、眼睛色黄、消化不良等症状吗？以上症状是肝功能不良的表现。如果以前没有做过体检，那么这次服药前最好做一次，以辅助药品的选择。非甾体抗炎药通过肝、肾代谢，对肝功能、肾功能会有一定的损害，所以需要定期监测肝、肾功能。在确定身体状况后，再严格根据医嘱或者药品说明书服药。

6. 类风湿关节炎能否使用美洛昔康？

张大妈：我咋听说美洛昔康这个药比较好呢？

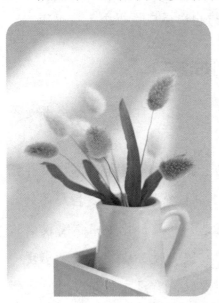

英萍医生：你所说的美洛昔康这个药也是烯醇酸类非甾体抗炎药，近十年来广泛应用于类风湿关节炎的临床治疗，相较以往的非甾体抗炎药其优势主要体现在不良反应上。既往非甾体抗炎药不可避免地产生胃肠道等不良反应，本药具有较高的 COX-2 选择性，故相对胃肠道反应小，并且美洛

昔康的各项不良反应明显小于传统抗炎药物。美洛昔康作为选择性 COX-2 抑制药,除解热镇痛、抗炎作用外还可以抑制肿瘤。本药临床较少见过敏反应,临床偶见皮疹、过敏性休克、哮喘等症状。其他不良反应可出现恶心、腹痛、腹泻、溃疡等胃肠道症状,可出现肾功能异常、肝炎、阴道出血等,但少于且轻于其他常见的非甾体抗炎药。但本药会增加心血管疾病风险。阿姨,你要根据个人情况选择用药,若既往有胃肠道疾病史、无心血管病史则建议选用本类药物。

7. 类风湿关节炎能否使用塞来考昔?

张大妈:那塞来考昔这个药效果好吗?

英萍医生:塞来考昔是 COX-2 强特异性非甾体抗炎药,具有靶向性强、不良反应小等优势。本药作为首个选择性 COX-2 抑制药,对胃肠道不良反应较于传统抗炎药要小得多,用于镇痛、抗炎的疗效较好,尤其是对于类风湿关节炎的疗效与传统的非甾体抗炎药相当,但患者发生胃肠道不良反应的风险较传统药物大大减小。塞来考昔对于类风湿关节炎患者关节休息痛、肿胀、晨僵等症状治疗效果较好。临床观察其对疼痛的改善效果优于布洛芬。已知磺胺类过敏患者不可使用塞来昔布,与其他非甾体抗炎药相对比,本药心血管疾病发生率低,相对安全性较高。其不良反应主要涉及系统有胃肠道、免疫、生殖、肝胆及中枢周围神经系统。可出现过敏反应、精神焦虑,也可对肾脏及皮肤产生不良影响。长期应用亦增加严重心血管血栓性不良事件。非甾体抗炎药一般不联合应用,故对于类风湿关节炎的治疗应根据个人情况谨慎选择药物。

8. 类风湿关节炎能否使用抗风湿药？

张大妈：听名字就跟风湿有关系，那我吃抗风湿药行不行？

英萍医生：当然可以，抗风湿药对于类风湿关节炎的治疗有着不可替代的作用。抗风湿药可以有力地控制类风湿关节炎的病情活动，同时显著减轻患者病变关节的受损程度。可以明显改善类风湿关节炎患者的临床表现，减缓疾病发展速度。本类药物达到疗效所需的时间较长，且对疼痛无明显的治疗作用，但可以延缓或阻止疾病对于关节的侵蚀及破坏。根据药物的作用特点和来源，可分为经典的慢作用抗风湿药、抗疟药、免疫抑制药、生物制剂等。所有的抗风湿药均能引起药物性肝损伤，为尽早发现肝损伤，使用抗风湿药治疗后 6 个月内，最好每月 1 次监测肝功能。

根据类风湿关节炎诊治指南和专家共识，均提倡早期、联合应用抗风湿药。抗风湿药包含 10 余种药物，两种或两种以上组合使用，方案众多，临床常见药物为：甲氨蝶呤（MTX）、柳氮磺胺吡啶（SSZ）、来氟米特（LEF）、羟氯喹（HCQ）等。也就是说本类药物起到治疗作用的时间较长，且止痛效果不佳，但是对类风湿关节炎的治疗效果好，为疾病的主要治疗药物。如自觉疼痛症状严重，可配合非甾体抗炎药消炎

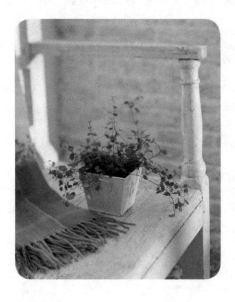

镇痛，临床多为几种抗风湿药及一种非甾体抗炎药联合应用。因此两类药物都可对肝造成损害，故服药期间一定要监测肝功能，如肝损害严重可配合保肝药物治疗。

9. 类风湿关节炎能使用哪些抗风湿药？

张大妈：我都能吃什么抗风湿药啊？

英萍医生：我简单给你介绍一下目前最常见的抗风湿药。

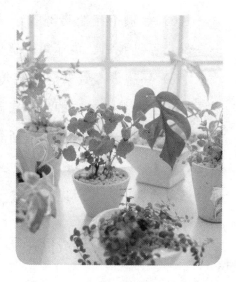

（1）甲氨蝶呤：该药疗效确切，费用低，为临床治疗类风湿关节炎的首选。本药用药方式可口服、肌内注射、静脉注射及关节腔内注射，每周1 次，疗程至少半年。常见不良反应为骨髓抑制，用药期间需监测血常规检查。

（2）柳氮磺吡啶：与甲氨蝶呤相对比，本药不良反应较少。其主要的不良反应表现在恶心、食欲下降、皮疹。本药磺胺类过敏患者禁用。

（3）来氟米特：需每日服用，常见不良反应为腹泻、肝酶增高、皮疹、白细胞计数降低等，服药期间须监测血常规及肝功能。

（4）抗疟药：氯喹、羟氯喹，该药物通过对 DNA、蛋白质等合成的抑制对抗原 - 抗体反应进行积极的干扰等。本药作用温

和、少见不良反应，常规用药剂量安全性较高。长期服药易引起视网膜病变，严重可失明，服药半年后应检查眼底。

（5）青霉胺：每日2或3次，如无不良反应，每2～4周剂量加倍，用药过程如病情改善，可以小剂量维持治疗，持续服药约1年。该药毒性反应较多，大剂量时尤其需要密切观察。

（6）金制剂：金诺芬等，每日2次，3个月后起效，主要不良反应可见腹泻、瘙痒等。适用于早期或轻型患者。

（7）环孢素：针对病情较重、患病时间较长、有较多的预后不良因素的患者，它的优势在于较少出现骨髓抑制反应。常见不良反应为对肝肾、胃肠道有所损伤，还可能出现高血压、齿龈增生、多毛等疾病。本药不良反应的程度及持续时间与药物剂量、血药浓度有关。使用时应注意监测血常规、血肌酐及血压等。

10. 类风湿关节炎使用甲氨蝶呤的优缺点都有哪些？

张大妈：甲氨蝶呤这药优缺点都是什么？

英萍医生：从治疗类风湿关节炎的疗效及费用考虑，首选甲氨蝶呤。本药疗效确切，可以起到直接抗炎作用。其常见不良反应可见胃肠道反应、皮肤黏膜损害、脱发、肺炎、肝损害及血液学异常。以胃肠道反应最多见且症状较重，常见临床症状为：恶心、呕吐、食欲缺乏、反酸等。遇到以上症状应积极止吐；服药时避免过于刺激、油腻食物，以尽量减轻胃肠道反应，可在必要时给予补液及肠内外营养支持。主要的黏膜损害以口腔、口周及肛周皮肤溃疡为主。服药时须注意口腔护理，需明确口腔护理的意义，提高自我保护意识，严重口腔溃烂时可选用制霉菌素、复合维生素B等药物，促进黏膜修复。注意观察自身症状，警惕继发感染。大剂量或长期使用本药可出现药物性肝损害，临床表现为肝酶升高，肝功指标异常。服药时须监测肝功能、肝脏B超，重点监测具有基础肝病患者，必要时给予护肝降酶药物治疗。服药时合并叶酸，能在不降低甲氨蝶呤疗效的基础上减少以上不良反应。骨髓抑制的主要表现为血象异常，可合并感染、出血，应注意预防，降低感染风险。本药具有神经毒性，可引起坏死性脑白质及外周神经病变；损害肺功能，出现一系列呼吸系统疾病。也可偶见肠坏死、血尿、心脏毒性及罕见的骨坏死等不良反应。

11. 类风湿关节炎使用柳氮磺吡啶的优缺点都有哪些?

张大妈：柳氮磺吡啶这药的优点和不良反应都有什么？

英萍医生：柳氮磺吡啶适用于对水杨酸类或其他非甾体抗炎药疗效不显著的成人类风湿关节炎及幼年类风湿关节炎（多关节型）；同时柳氮磺吡啶可用来治疗溃疡性结肠炎。如类风湿关节炎患者有结肠炎性疾病，且对其他非甾体抗炎药疗效不确切可考虑应用。服用剂量根据患者对治疗的反应情况及药物耐受性决定，片剂固定时间在进餐时服用，肠溶片能减少胃肠道不良反应的发生。临床疗效出现在服药后1～2个月，建议药物与止痛药或非甾体抗炎药一起服用。不良反应主要包括：胃肠道反应，头痛、发热、口腔炎症、白细胞及血小板减少、肝功能异常。使用本药后育龄男性可出现明显的可逆性少精子症；幼年类风湿关节炎患者

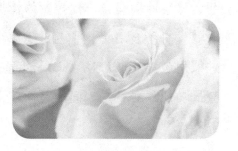

的血清病样症状发生率较高，易出现免疫球蛋白表达抑制，致使儿童自身免疫功能下降，易继发感染，以上两种情况可缓慢逆转，停药后可恢复。既往曾有磺胺类及水杨酸盐过敏史患者不能服用本药，2岁以下儿童禁止服本药；肝、肾功能受损者慎用。也可能出现少见反应：血液系统障碍、超敏反应，胃肠道、中枢神经系统、肾脏反应等。故服用本类药物需监测血常规，肝、肾功能，注意季节变化，远离人群聚集防止感染。

12. 类风湿关节炎使用来氟米特的优缺点都有哪些？

张大妈：来氟米特这个药有啥优缺点呢？

英萍医生：来氟米特可改善类风湿关节炎患者的病情，主要针对成人类风湿关节炎。本药还可以治疗狼疮性肾炎，故类风湿关节炎患者兼见狼疮性肾炎患者建议选用。使用来氟米特治疗疾病期间，能继续应用非甾体抗炎药及小剂量激素。临床发生率较高的不良反应包括：体重减轻、乏力、头晕头痛、腹背痛、血压增高、口腔溃疡、呼吸道感染、胃肠道症状、泌尿道感染等。与柳氮磺吡啶及甲氨蝶呤相比，来氟米特不良反应主要体现在腹泻、瘙痒、可逆性肝酶（谷丙转氨酶和谷草转氨酶）升高、白细胞下降、皮疹等方面。所以类风湿关节炎患者若既往有肝脏损害或者明确的乙肝、丙肝血清指标阳性需谨慎使用本药；如有免疫缺陷病、感染性疾病未得到控制的情况、胃肠道疾病活动期、肾衰竭、骨髓发育不良者谨慎使用；育龄男性有生育计划的，需停止用药并服用考来烯胺；18岁以下儿童不建议使用。服药期间需定期检查肝功能和血常规，间隔时间依个人情况。

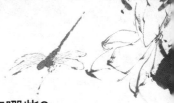

13. 类风湿关节炎使用抗疟药的优缺点都有哪些?

张大妈:我能吃抗疟药吗?

英萍医生:常用的抗疟药包括氯喹、羟氯喹,除治疗类风湿关节炎外还可以对青少年慢性关节炎、系统性红斑狼疮、与阳光照射相关的皮肤病变有治疗作用。为减轻对消化道刺激,本药应在进餐时服用,或同时饮用牛奶、豆浆等蛋白质含量较高的饮品。抗疟药的不良反应主要影响中枢神经、血液系统、眼部、皮肤、肠胃道等,较少见影响于心血管系统。主要临床表现为:易怒、神经质、精神病、眩晕惊厥、眼球震颤、进行性肌无力和近端肌群萎缩、神经传导异常等。患者服用本药可影响眼部功能,因影响睫状体调节功能,故出现视物模糊等症状,停药后好转;角膜可出现水肿、浑浊、敏感性下降,表现为视物模糊、光晕、光过敏等,停药后可好转;出现视网膜黄斑、视野缺损、视网膜视觉症状。可见皮肤反应,如白发脱发、皮肤瘙痒、黏膜色素变性、光过敏及皮损。羟氯喹需累积几周才能发挥作用。长期服药易引起视网膜病变,严重可失明,服药半年后应检查眼底。如口服药物治疗半年后没有明显好转,即可停药。

14. 类风湿关节炎使用青霉胺的优缺点都有哪些?

张大妈:我能用青霉胺吗?

英萍医生:青霉胺主要针对其他药物治疗无效的严重活动性类风湿关节炎。本药一旦开始使用需每日不间断,如果暂停服药,再次服药时也容易出现过敏反应。长期服药应配合维生素 B_6。服用本药的主要不良反应涉及较多方面,如溃疡类疾病、

口腔炎症、味觉异常等。本药的过敏反应可出现各种皮肤问题，如瘙痒、荨麻疹、关节疼痛；因皮肤变薄变脆易出血，伤口痊愈时间延长。青霉胺对肾脏也有影响，服用后可出现蛋白尿、血尿、肾病综合征等肾系疾病；个别患者有脱发秃顶、胆汁潴留、重症肌无力和耳鸣等不良反应。停药后多数不良反应可自动缓解消失。如患者出现造血系统异常及肾功能不全需停药。青霉胺能影响胚胎发育，孕妇服用本药婴儿易出现生理缺陷，故孕妇禁用本药。老年患者使用青霉胺易出现造血系统毒性反应。青霉胺能增加抗疟药、金制剂、免疫抑制药对造血系统、肾脏的不良影响，故不建议与以上药物联合应用。有以下疾病的患者禁用本药：肾衰竭、孕妇、对青霉素类药过敏、粒细胞缺乏症、再生障碍性贫血。在服药半年内每半月检查1次血尿常规，后每月1次。肝功能每半年检查1次，以尽早发现肝胆疾病。

15. 类风湿关节炎使用金制剂的优缺点都有哪些？

张大妈：我能不能用金制剂？

英萍医生：金制剂如金诺芬等，对于类风湿关节炎的临床治疗有效率高，适用于治疗成年人典型或肯定的活动性类风湿关节炎，且使用非甾体抗炎药治疗不明显或者不能耐受者。本

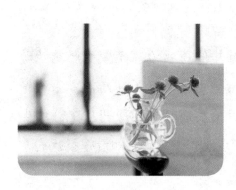

药能调节类风湿关节炎患者的类风湿因子、血沉、抗链"O"等指标，也可调整免疫球蛋白浓度。尽早且长期使用金制剂能减缓类风湿关节炎的疾病进展，阻止或减缓骨关节的损伤，

但不能治疗已发生的骨关节变形损伤。金诺芬需服药3～4个月才能见效，甚至连续服用半年才能见到显著的症状变化。所以使用金诺芬时，最好配合服用非甾体抗炎药，以缓解类风湿关节炎引发的疼痛。金制剂能影响胃肠道，易出现腹泻，偶伴腹痛、恶心等症状；可影响皮肤而出现皮疹、瘙痒，也可见口腔炎症及结膜炎。不良反应一般症状较轻，持续时间较短，不需停药即可自行好转。治疗早期少数患者会出现血液系统疾病、肾脏疾病、肺部感染、肝功能异常，停药即可好转。可为增强治疗效果，金制剂可配合抗生素（如长效青霉素）使用。本药禁用于对金过敏者、重症肝炎活动期、进行性肾病等。孕妇、哺乳期妇女不宜使用。金诺芬用于成人类风湿关节炎治疗，需长时间服药，若3个月后病情仍未见明显好转，可停用本药。治疗开始前应做相关检查如血尿常规、血小板计数、肝肾功能等。服药后每月检查1次。

16. 类风湿关节炎使用环孢素的优缺点都有哪些？

张大妈：我能不能用环孢素？

英萍医生：环孢素也是治疗类风湿关节炎常用的治疗药物，主要针对病情较重、患病时间较长、有较多的预后不良因素的患者，它的优势在于较少出现骨髓抑制反应。当然这个药同其他治疗类风湿关节炎药物一样也有不良反应，这个药也容易对肝肾、胃肠道有所损伤，还可能出现高血压、齿龈增生、多毛等疾病。本药不良反应的程度及持续时间与药物剂量、血药浓度有关。吃这个药时应注意监测血常规、血肌酐及血压等。

17. 类风湿关节炎能否使用激素？

张大妈：不是说激素效果特别好吗，我能使用吗？

英萍医生：你所说的治疗类风湿关节炎的激素主要是糖皮质激素，可快速地缓解患者关节疼痛及全身症状。主要针对病情严重，且有心血管、呼吸或神经系统受累的类风湿关节炎患者，予短效激素治疗，使用的药量视病情加减。激素可应用于以下几种情况：类风湿关节炎病情严重且并发血管炎一类的关节外表现的患者；类风湿关节炎病情尚不严重，但患者不能耐受抗风湿药，以激素作为桥梁治疗；其他治疗方法不佳的患者；患者有局部应用激素注射治疗的指征。激素治疗的原则是：小剂量、短疗程。类风湿关节炎患者应用激素治疗的同时一定要配合抗风湿药。应用激素时，需及时补充钙与维生素 D。

18. 类风湿关节炎使用激素的优缺点都有哪些？

张大妈：听说吃激素就是容易长肉，还有啥别的危害吗？

英萍医生：糖皮质激素治疗类风湿关节炎已有 60 多年历史，其不良反应通常只在长期且大剂量使用时才会引发，短期、小剂量的应用则罕见诱发不良反应。

常见不良反应如下。

（1）骨质疏松和骨坏死：类风湿关节炎每天使用 5mg 泼尼松会使骨密度降低，增加其骨折风险，使患者出现骨质疏松的概率为正常人的 2 倍。比骨质疏松更严重的不良反应为骨坏死（通常为股骨头坏死），相对而言发病率不高，主要与激素用量及原发病相关。

（2）肥胖和满月脸：患者长期应用糖皮质激素，在各种内源和外源性因素作用下，机体脂肪将重新分布，最终导致库欣综合征，以向心性肥胖、满月脸、痤疮等为临床表现。至于肥胖，以前专门有实验研究过这个问题，结果是长期使用激素治疗的患者较同样时间长度但使用抗风湿药的患者体重增长显著。医源性库欣综合征的发生率取决于使用激素治疗的剂量和维持治疗的时间，如果只使用了生理剂量以下的激素则很少会出现。

（3）糖代谢紊乱：国外研究显示使用小剂量激素并不会对糖尿病患者的血糖造成显著影响，但临床上在对糖尿病患者使用激素之前，为防止血糖过度升高，应对其做短暂的降糖处理，同时在治疗过程中应时刻监测其血糖水平。

（4）心血管疾病：国内早有文献证明，低剂量激素对患者的血糖水平影响并不显著，但会增加其高脂血症的发病率，使用激素治疗类风湿关节炎的患者血浆中低密度脂蛋白会升高，从而增加罹患动脉粥样硬化的风险。

（5）感染：使用激素的另一个不良反应是感染。因为激素能抑制机体自身的免疫功能，使患者比普通人更容易感染。感染主要由细菌引起。既往研究证明，在 8 周内每天使用激素患者出现了肺孢子虫感染。因此在使用激素时，应时刻具备防范风险意识，在感染时做出快速反应。此外，临床上一些检测感染的试验会被激素抑制，如结核菌试验和 γ 干扰素释放试验。

（6）其他：激素的其他不良反应主要体现在患者容易并发糖尿病、高血压、消化性溃疡穿孔等疾病。激素是一种非常强力有效的抗炎药和免疫抑制药，考虑不良反应，常让其使用受限，但只要小心谨慎地使用，同时对患者做好教育工作，很多不良

反应可以避免和减少。对激素的使用应该规范化，其核心是用药个体化，根据患者个体情况，评估收益和风险后为其选择最佳的治疗方案。

19. 类风湿关节炎使用生物制剂的优缺点都有哪些？

张大妈：生物制剂听着这么新鲜，好使不？

英萍医生：随着医疗技术的发展，生物制剂已广泛应用于医疗临床中。目前临床应用较多的药物为：利妥昔单抗、托珠单抗、阿达木单抗等。已有多项研究证实了生物制剂对于本病治疗的有效性，其对活动性类风湿关节炎有较好的短期疗效，能迅速调整相关指标，降低类风湿关节炎活动度，并且可减缓甚至修复疾病的病变组织，在影像学上可见疾病进展减慢，其对活动性类风湿关节炎疗效更加显著。对于难治性类风湿关节炎、中重度类风湿关节炎均有疗效，且生物制剂安全性相对好，其不良反应症状较小，可不给予针对性处理自行好转，且随治疗时间增加，不良反应消失。其不足之处在于价格较为昂贵，家庭情况较好的患者推荐使用本类药物。

20. 类风湿关节炎药物能否联合使用？

张大妈：这些药能不能混着使用啊？

英萍医生：事实上以上药物最好每个种类选择一种，混合应用，以得到比较好的治疗。根据患者自身情况选择药物，到正规医院，遵从医嘱。非甾体抗炎药止痛消炎，在关节肿胀、晨僵症状治愈或疼痛减轻可以停止服药；抗风湿药治疗疾病，有效地控制患者的病情活动，同时显著降低患者的关节受损程度，能够改善类风湿关节炎的病情，减缓疾病发展速度；生物制剂迅速改善各项指标，降低类风湿关节炎活动度，减缓甚至修复类风湿关节炎的影像学进展；必要时使用激素类药物，可快速治

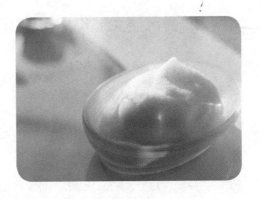

疗病变关节肿痛及全身症状。使用以上药物治疗疾病的同时，应注意监测肝、肾功能，如反映肝、肾功能的各项指标有所变化，需口服保护肝、肾功能药物，以减轻药物不良反应。

21. 类风湿关节炎除内科外还有什么治疗方法吗？

张大妈：我要是关节都变形，痛得难以忍受了，我得咋整？

英萍医生：如果类风湿关节炎出现关节变形，疼痛不可忍受，说明疾病已经进展到了慢性迁延期阶段。出现多个关节肿胀疼痛相继发作，疾病缓解期急剧缩短甚则消失，病变累及关节的肿痛反而减轻，出现典型类风湿手、类风湿足；涉病关节出现周围肌肉萎缩，患者全身状况差，可出现体重减轻、贫血、内脏损害及肝、脾和淋巴结肿大症状。病变关节出现明显的骨质破坏，关节面侵蚀、融合，关节间隙出现显著的变窄甚至消失，关节脱位、变形、功能严重受损。此时你可以选择药物综合治疗，除口服药物外，配合关节腔注射、物理治疗等，尽量减轻疼痛，减慢疾病发展速度，防止关节畸形，以改善疾病症状治疗疾病。如果病情未得到较好的控制进一步发展，可行手术治疗，切除病变关节，更换人工关节，以保证患者的自主活动。

22. 类风湿关节炎能否使用关节腔注射?

张大妈:我听说有往骨头缝里打药的,说可好使了。

英萍医生:你所说的这种所谓"往骨头缝里打药"的治疗方式,叫作关节腔注射,即我们常听说的封闭治疗。就是通过针刺,将关节腔内的积液抽出,同时将治疗药物直接注射入腔内,可明显减轻关节肿胀和疼痛、改善关节活动性。

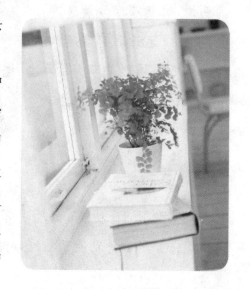

本疗法可应用于本病的各阶段,可减轻疼痛,减慢疾病发展进程,保护关节活动性,防止关节畸形。更可应用于各病变关节,因类风湿关节炎患者膝关节最易出现疼痛、屈伸困难、肿胀积液,且对患者日常生活影响最大,故一般多应用于治疗膝关节活动功能障碍。其适应证除关节疼痛、屈伸不利、肿胀外,还可治疗关节畸形,X 线可见骨刺形成、关节间隙变窄等症状。

23. 类风湿关节炎关节腔注射可用药物都有哪些?

张大妈:都能打啥药呀?真的那么好使吗?

英萍医生:关节腔注射所使用的药物多以强效而持久抗炎抗过敏的糖皮质激素及改善关节液组织成分的高效透明质酸,较为多见。采用长效糖皮质激素进行关节腔封闭注射,能加快无菌性炎症的吸收,达到抗炎止痛、促进血液循环、治疗关节肿胀的作用。关节腔内可注射透明质酸钠，则是为了减少关节滑液组织的炎性反应，增加关节液黏稠性及其润滑功能，尽量减少关节的摩擦，增加关节的弹性来达到缓解疼痛，改善活动功能的效果。一般行膝关节腔穿刺后，患者少见不适感，经加压包扎后，能自行起身行走，手术时间10～15min，术后1天，即感觉关节疼痛肿胀症状好转。

24. 类风湿关节炎关节腔注射的优缺点都有哪些？

张大妈：那这个没啥危害吧？

英萍医生：关节腔注射既可以抽出腔内积液，治疗关节肿胀疼痛，增强关节活动性；同时局部给药，药效直接达到病变部位，吸收好，疗效显著。关节腔注射糖皮质激素类药物，可减少激素药物口服，减轻不良反应。但同样也有其危险性。建议到正规医院进行本类治疗。穿刺注射之前，需要认真消毒，予表面麻醉药物减轻疼痛，治疗结束之后应仔细护理创口，积极预防感染。关节腔穿刺治疗频率不可过多，次数过多的关节腔穿刺可引发感染。应用激素类药物，还容易引发类固醇晶体性关节炎。

25. 类风湿关节炎的物理疗法都有哪些呢？

张大妈：除了打针吃药，我平常咋能舒服点呢？

英萍医生：除了打针吃药等内科治疗，平时可以进行按摩、锻炼、热疗等物理方法治疗。按摩既能减轻关节肿胀疼痛，也能加快关节血液循环，减轻病变关节水肿症状；适当锻炼可以增加关节活动性，恢复其功能。热疗既可以改善疼痛、改善循环，配合按摩及锻炼可取得更好的治疗效果。这些疗法在家中即可进行，不需要特殊的仪器设备，方便简单，可行性高。可以很好地改善关节受限，减轻疼痛，改善生活质量。

26. 类风湿关节炎按摩热疗方法是怎么样的？

张大妈：怎么按摩热疗啊？

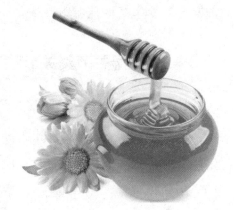

英萍医生：除了药物治疗以外，配合适当的关节按摩、定时运动与物理治疗都能起到缓解疼痛、恢复病变关节、保持关节功能的效果。热疗可促进患者患病关节部位的血液循环，松弛病变关节周围肌肉，以达到消炎目的，同时消除炎症引发的肿胀，还可以减轻疼痛。可进行每日早晚各一次热疗，将病变关节浸泡于 42～44℃ 的药液中，再同时进行活动及按摩，按摩力道由轻到重，先放松周围肌肉，后慢慢牵拉肢体使之恢复正常位置，每个部位 15min。定时运动：运动治疗 1～2h，按照先上后下的顺序，尽量主动，如症状严重可在他人帮助下活动伸展开肢体，尽量伸直各关节，缓慢运动肢体，根据类风湿关节炎患者对疼痛的忍耐力来决定每次活动量，尽可能达到最大值。如果患者没有肌力下降，则尽量主动运动。患者自主或在家属的协助下做关节的屈伸锻炼，如果病变关节无法做到充分运动，可行牵引治疗，其活动限度为稍有疼痛感。本方法可以充分利用早晚时间，可缓解关节晨僵、促进睡眠，无不良反应。治疗后可显著减少晨僵时间，缓解病

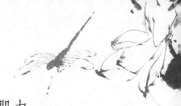

变部位肿胀疼痛，改善关节运动功能，增强患肢的肌力。

27. 类风湿关节炎医院应用的治疗仪器有哪些？

张大妈：去医院有专用的仪器设备治这个病吗？

英萍医生：医院对类风湿关节炎的治疗，以内科治疗为主，可配合热疗、按摩、脉冲红外线激光等物理治疗。既往有研究显示，脉冲红外线治疗可改善患者的关节状态、减轻肌腱附着处疼痛及指间关节肿胀程度、缩短晨僵时间、增强患者病变肢体力量，减轻安静和运动疼痛等。如诊断不明确或内科及物理治疗均未见明显效果，可采取关节镜检查、行手术治疗。

28. 类风湿关节炎的外科治疗都有哪些？

张大妈：这病最严重的时候，这些招都不好使，那该怎么办？

英萍医生：类风湿关节炎早期多以内科治疗为主，严格的内科治疗半年以上无效，或者虽未满6个月但关节疼痛持续不解者，可进行外科的相关治疗。目前常用的治疗方法有：关节镜下手术（包括滑膜切除术和关节清理术）、开放性传统滑膜切除术、人工关节置换术。可治疗类风湿关节炎不同病变时期，针对不同症状，具有不同优势。关节镜下手术其创口较小、诊断准确、治疗彻底、恢复较快，可同时处理半月板病变或退变软骨。开放手术曾经为关节滑膜切除术的常规手术方法，近年来因创伤较大而被关节镜替代，现较多应用于设备条件较差的医疗单位。人工关节置换术多应用于类风湿关节炎终末期治疗，能明显改善患者生活、生存的质量。

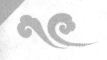
29. 类风湿关节炎创伤较小的手术方法是什么？

张大妈：有创伤比较小的手术方法吗？

英萍医生：我推荐的同时也是相对创伤较小的手术方法为行关节镜下手术。应用关节镜技术，创口小，治疗效果好。镜下手术能较精准地清除患处病变组织，可取出并快速进行病理学检查。与传统手术方式相比较，能更彻底地切除病变关节滑膜，尽量避免病变组织残留；半月板及交叉韧带的损伤可小到忽略不计；切口小，不容易留瘢痕，同时术后的关节粘连可能性小、疼痛时间短，很少会影响术后关节功能恢复；可根据病情进行多次手术。关节滑膜切除术适用于类风湿关节炎药物治疗效果不良，关节肿痛难忍且持续存在的患者。这个手术的原理是及时清除炎性细胞和病变的滑膜组织，来降低滑液及炎性因子的分泌，阻止炎症的进一步发展以达到减轻关节红肿、疼痛的作用。随着关节症状的好转，肌痉挛现象也逐渐减少。行本类手术的时间最好为类风湿关节炎的疾病初期，此时病变部位局限于关节滑膜区，还没有覆盖到关节面，疾病还没破坏关节面软骨和半月板纤维软骨。这个时期，患者的主要临床表现就是出现明显的膝关节肿胀，手术暴露关节可见关节面还没有被破坏，所以这个时候做滑膜切除术效果最好。这个手术不仅能起到改善膝关节功能的作用，还可以阻止疾病进一步发展，减轻对关节软骨的损害，可明显改善关节疼痛症状，起到部分改善全身症状的作用。

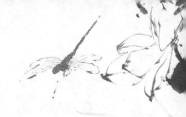

30. 什么是类风湿关节炎关节置换术？

张大妈：什么是关节置换术？

英萍医生：这个关节置换术，说白了就是把得了病不好使的关节应用手术方法取出，更换为人工的来保证患者生活质量。类风湿关节炎终末期出现关节面破坏，关节僵硬、纤维性或骨性强直，出现下肢关节活动障碍，成为类风湿关节炎致畸、致残的重要因素。当内科治疗效果不显著，患者双下肢多个关节严重受累，最终需行人工全关节置换术来缓解疼痛、矫正变形关节、增加关节活动度、提高生活质量。目前研究证明，髋关节、膝关节的置换术，都是安全可行的。

第二讲 类风湿关节炎的中医治疗

1. 中医如何辨证论治类风湿关节炎呢？

张大妈：如果我被确诊为类风湿关节炎，中医对此病是如何进行辨证论治的呢？

英萍医生：类风湿关节炎的中医辨证论治十分复杂，是根据患者的自述、体征、望闻问切四诊综合得出的结果，且根据病程的发展，具体证候也会发生不同程度的改变。经过多年的临床经验，主要分为以下几种类型。

（1）湿热痹阻型：多见于该病早期，往往是由于机体外感湿热之邪导致气血运行不畅所致。主要症状为关节肌肉疼痛肿大发热、游走不定，关节屈伸不利，晨起僵硬，舌质红，苔薄黄，

脉滑数。治宜舒经通络、清热祛湿、扶正祛邪，防止病情进一步发展。

（2）寒湿痹阻型：多见于该病中期，主要是由于机体外感寒湿之邪导致气血瘀滞，经络运行不畅。主要症状为关节肌肉剧烈疼痛、重浊不利、僵硬麻木、遇寒则痛、得热则减、局部皮肤并无明显改变。舌质淡、苔白、脉弦紧或弦缓。中医辨证论治以散寒祛湿、活血通络为主。理化检查示类风湿因子呈阳性，血沉正常或加快。

（3）寒热错杂型：多见于类风湿关节炎中晚期，主要是由于机体多种因素导致寒热邪气并存、加之素体阳虚，导致寒热表现同时并见。主要症状为肌肉关节肿胀、疼痛、僵硬麻木。有时局部触之发热，但自觉畏寒；或触之不热，但自觉发热，一般发生于上肢或下肢。舌红苔白，脉弦数或细数。治疗宜通络祛寒、清热除湿。理化检查示类风湿因子呈阳性，血沉增快。

（4）肝肾两虚型：多见于类风湿关节炎中、晚期。主要是由于外感或内伤多种因素导致机体肝肾亏损，气血亏虚，是类风湿关节炎日久迁延不愈的综合结果。主要症状为关节肌肉疼痛、屈伸不利、局部皮肤并无明显变化、关节僵硬变形、腰膝酸软、神疲乏力。舌质淡、苔薄白，脉细弱。治疗宜滋补肝肾、补益气血。理化检查示类风湿因子呈阳性，血沉正常。

（5）痰瘀阻络型：多见于类风湿关节炎晚期。主要是由于脾胃运化失常、痰浊瘀阻致经络运行不畅。主要症状为肌肉关节疼痛不移、关节肿大畸形、屈伸不利。舌质紫黯或有瘀斑、苔薄白、脉细涩。治疗宜化痰通络、祛瘀除湿。理化检查示类风湿因子呈阳性，血沉正常。

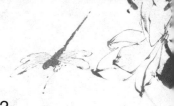

2. 中医治疗类风湿关节炎的优势在哪里呢？

张大妈：中医治疗该病的优势是什么呢？

英萍医生：中医治疗类风湿关节炎已经有很多年的历史了，其最大的优势就是辨证施治，通过整体的全身调理来达到综合治疗的目的。我们都知道，类风湿关节炎的诊断是一个复杂困难的过程，有些疾病需要很长时间才能确诊，在未确诊之前，西医往往没有很明确的治疗方法，而中医往往可以通过辨证施治做出中医诊断给予相应的治疗，且往往取得很好的疗效。同时，类风湿关节炎患者在大剂量、长时间服用免疫抑制药或相应药物时，会出现不同程度的不良反应，如果减少药量则会使病情反复，而中医治疗尤其是中药调理可以明显减少西药的不良反应，且中药不良反应较少，疗效尚可。所以对于西药过敏和不能服用西药的类风湿关节炎患者，中医治疗方法就显得尤为重要。而且患者往往对中医治疗存在很多误区，认为只是单纯采用中药治疗。其实，中医治疗不只是中药内服，临床医生往往是采用针灸、药物外治法、拔罐、离子导入、电磁疗法等综合治疗方法，同时配合中药内服，对于关节疼痛肿胀，功能障碍等风湿病的症状改善大有益处。

3. 类风湿关节炎的活动期、缓解期的中医治疗都有哪些呢？

张大妈：那么类风湿关节炎的活动期、缓解期应如何进行中医治疗呢？

英萍医生：类风湿关节炎在临床上主要分为活动期和缓解

期。活动期症状较明显，主要是患者外感风寒湿热之邪所致，病位在表，症见关节肿痛、活动受限，治疗宜祛风除湿，活络止痛，用防己黄芪汤和防风汤，关节红肿严重者加木瓜、桑枝等祛风湿，利关节，热盛者加石膏、蒲公英清热解毒。缓解期症状不明显，病位由表及里，病情日益加重，虚实互见，寒热错杂，治疗宜补虚泻实、活血化痰、扶正固本，可用十全大补汤或独活寄生汤。或以补脾和胃，健脾利湿，补益气血为主，治疗用白术补脾益胃燥湿、陈皮通气健脾燥湿化痰、鸡内金消积滞健脾胃、木香行气止痛健脾消食等。在药物治疗的基础上分期进行针灸治疗、推拿治疗、康复锻炼等的融合治疗，同时由于本病致残率高，患者易出现焦虑症状，医生要给予一定程度上的心理治疗。在此基础上，在分期治疗时，医生要参考中医诊断、疗效等评定标准，治疗后要定期随访，患者自身也要注意饮食调整、功能锻炼及康复治疗的综合调节。

4. 根据本病例如何进行中医治疗呢？

张大妈：根据我现在的症状，中医应该如何治疗呢？

英萍医生：根据你的描述，我们判定你现在处于类风湿关节炎的早期，并同时伴有关节肿痛、僵硬等症状，属于寒湿痹阻经络所致。因此，我们将依据你的年龄和病程，为你制订相对合理的治疗方案。首先你要服用我们为你选择的以雷公藤为主的中药汤剂，每日2

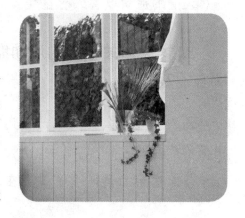

次。同时，由于你的关节疼痛症状较严重，所以要在内服汤药的基础上，坚持每日 1 次中药热敷（主要由附片、桂枝、雷公藤、鸡血藤、细辛、麻黄等药物组成），并配合手指关节的锻炼。另外，特别注意的是，在平时生活中要少碰凉水，避免病情加重。

5. 类风湿关节炎的不同时期中医治疗原则是什么？

张大妈：类风湿关节炎中医是采用什么理论治疗的呢？原则又是什么呢？

英萍医生：类风湿关节炎属于中医学"痹证""历节风""鹤膝风"范畴。中医治疗该病历史悠久，无论是从病因病机，还是辨证治疗，均体现了中医整体观的治疗思想，即从局部病变出发，综合考虑各种致病因素，从脏腑、经络等多种角度进行辨证施治，如《素问·阴阳应象大论》曰："从阴引阳，从阳引阴，以右治左，以左治右"，《灵枢·终始》曰："病在上者下取之，病在下者高取之"，这些都体现了中医整体观，而不是老百姓所说的"头痛医头、脚痛医脚"。根据证候的不同，类风湿关节炎的治疗原则也不同，但总体来说，要遵循以下原则。

（1）综合治疗原则基础上制订个性化治疗方案。以减轻或消除关节的肿胀、疼痛和晨僵症状为主。

（2）控制病情的免疫病理进展与活动度，力求病情长期得到控制。

（3）预防感染和关节炎的加重或恶化。

（4）调整免疫，增强体质与免疫力，巩固治疗效果。

（5）预防关节功能不全和残疾，改善和提高生活质量，恢复关节功能及劳动力。

6. 可用哪些中医单方治疗类风湿关节炎呢？

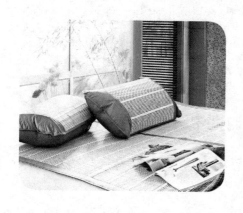

张大妈：临床上通常都用哪些中药来治疗该病呢？

英萍医生：提到中医治疗类风湿关节炎，通常大家可能会首先想到中成药、中药汤剂、外治法等治疗方法，往往忽视了中药单方在类风湿关节炎治疗过程中扮演的重要作用。在临床治疗中，中药单方通常取通经活络类中药，其有效成分可以起到抗炎、止痛的作用，且疗效显著，但是同时存在一定程度的毒性反应，因此，在使用上要注意用法用量。目前普遍使用的中药单方主要有以下几种。

（1）雷公藤：雷公藤是治疗类风湿关节炎最重要的中药单方之一，味苦、辛，性凉，有大毒，归肝、肾经。具有祛风除湿、通络止痛、消肿杀虫的功效。用于治疗类风湿关节炎、麻风病。临床使用具有起效快、不良反应少等优点，尤其适合老年人使用。可用作单方服用，也可用作中药复方或中药外敷。但是，因其药性为大毒，所以偶见不良反应，主要为恶心、腹泻、心悸、心律失常等。因此，临床应用此药应注意使用剂量。一般使用剂量约为25g（5钱），不得超过40g，饭后服用，疗程为3～4个月，若出现不良反应应立即停药。

（2）青风藤：味苦、辛，归肝、脾经。具有祛风除湿、疏通经络、利小便的功效。用于治疗类风湿关节炎引起的关节疼痛、肿胀、鹤膝风、脚气、麻痹瘙痒等症。可用作单方或复方服用，也可用作膏剂或外用熏洗使用。脾胃虚寒者慎服，偶见皮疹、胃肠道不适等不良反应。一般使用剂量为 6～12g。

（3）马钱子：味苦、寒，大毒，归肝、脾二经。具有消肿散结、通络止痛的功效。用于治疗咽喉肿痛、跌打损伤、类风湿关节炎、腰椎间盘突出、三叉神经痛、小儿麻痹后遗症。目前马钱子应用在临床主要为片剂（复方马钱子片）、散剂（马钱子酒）、水丸（通络止痛丸）等用药形式。该药不可与麝香和延胡索同用，可加重中毒反应。空腹使用马钱子易发生中毒反应，同时不宜生用或久用，体质虚弱者或孕妇禁止服用。过量服用可出现头晕头痛、呼吸困难、胸闷气短、肌肉抽动。若出现不良反应，应立即减少用量或停药。临床使用马钱子应严格控制用量，每次剂量为 0.2～0.6g。

（4）川乌：辛、苦、热，有大毒。归心、肝、肾、脾经。具有祛风除湿、温经止痛的功效。用于治疗风湿痹痛、关节疼痛等症。一般炮制后用作内服，生品内服宜慎。孕妇忌用。不宜与贝母类、半夏、白及、白蔹、天花粉、瓜蒌类同用。因此药有大毒，故使用不当可出现恶心、呕吐、腹泻、头晕眼花、四肢麻痹、呼吸困难，严重可出现心律失常、窦性心律伴以室性期前收缩及窦房停搏等心血管系统疾病。此药与甘草、干姜同用可降低毒性。川乌的用量多为 15～30g，尽量不要超过60g。

（5）草乌：味苦辛，大热，有大毒。入肝、脾、肺经。具有祛风胜湿、散寒止痛、消肿散结的功效。多为外用。用于治疗风寒湿痹、中风瘫痪、疔疮、瘰疬。凡虚人、孕妇、阴虚火旺及热证疼痛者忌服，生者慎服。生品内服宜慎。不宜与贝母、半夏、白及、白蔹、天花粉、瓜蒌、犀角同用。用量不当可出现四肢麻痹、恶心呕吐、皮肤苍白、心慌气短，严重者可因心脏停搏而导致死亡。用量为 3～6g，宜长时间煎煮以减少毒性。

7. 类风湿关节炎的中药汤剂治疗都有哪些？

张大妈：目前临床上治疗该病的中药汤剂都有哪些？

英萍医生：目前临床上有很多中药汤剂治疗你这个病，但是根据具体分型的不同，所用中药汤剂也不同，主要常用以下药方来治疗。

（1）湿热痹阻型：用桂枝芍药知母汤合四妙丸（桂枝、芍药、甘草、麻黄、生姜、白术、知母、防风、附子、黄柏、苍术、牛膝）、四妙消痹汤（金银花、玄参、当归、白花蛇舌草、山慈姑、白芍、青风藤，草薢、生甘草、鹿衔草、威灵仙）、

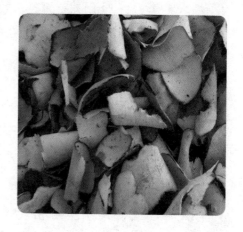

小柴胡加味汤（柴胡、黄芩、半夏、党参、甘草、大枣、生姜、丹参、赤芍、杜仲、麦冬）、加减宣痹汤（防己、蚕沙、栀子、连翘、半夏、生薏苡仁、滑石、赤小豆、草薢、寒水石、知母、甘草）。

（2）风湿痹阻证：羌活胜湿汤（羌活、独活、藁本、防风、甘草、蔓荆子、川芎）。

（3）寒湿痹阻证：川乌除痹汤[川乌（先煎）、桂枝、元胡、青风藤、羌活、独活、当归、山茱萸、牛膝、地龙、细辛、乌梢蛇、白芍、蜂房、甘草]身痛逐瘀汤[秦艽、川芎、桃仁、红花、甘草、

羌活、没药、当归、灵脂（炒）、香附、牛膝、地龙（去土）]。

（4）痰瘀痹阻证：涤痰镯痹汤加减（皂角刺、白芥子、胆南星、半夏、茯苓、当归、川芎、穿山甲、地龙、鸡血藤、白花蛇舌草、忍冬藤、蒲公英、三棱、莪术）、加减桂枝芍药知母汤（桂枝、芍药、甘草、麻黄、生姜、白术、知母、防风、炮附子）。

（5）气血两虚证：八珍汤（人参、白术、白茯苓、当归、川芎、白芍药、熟地黄、甘草）。

（6）肝肾不足证：独活寄生汤（独活、桑寄生、杜仲、牛膝、细辛、秦艽、茯苓、肉桂心、防风、川芎、人参、甘草、当归、芍药、干地黄）、地黄丸[熟地黄、当归、川芎、肉桂、菟丝子、川椒（炒）、补骨脂（炒）、白蒺藜、胡芦巴（炒）、杜仲（炒）、白芷、石菖蒲、磁石]。

8. 类风湿关节炎的治疗是否有中成药？

张大妈：如果觉得中药汤剂煎煮过于麻烦，那么临床上治疗该病的中成药都有哪些呢？

英萍医生：中成药治疗你这个病优势巨大，它可以说在一定程度上避免了中药汤剂煎煮时间过长、疗效不显著等缺点。目前临床上主要将中成药分为雷公藤类、马钱子类、青风藤类等。雷公藤类中成药主

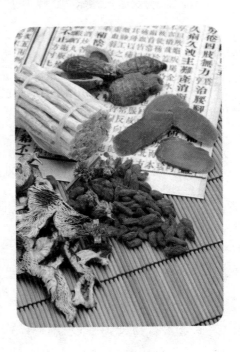

要起到活血消肿、祛风除湿的作用，如顽节灵片、复方雷公藤片等。马钱子类中成药主要起到通络消肿、散结止痛的作用，如复方苦实片、通络开痹片等。青风藤类主要起到通利关节、祛风除痹的作用，如风湿寒痛片、痹痛灵丸等。

9. 能不能用针灸的方法治疗类风湿关节炎？

张大妈：听说现在中医针灸治疗也是比较不错的临床治疗方法，那么针灸治疗是如何操作的呢？

英萍医生：针灸是目前临床上最常用的中医外治法，主要是通过局部针刺作用来达到疏通经络、调和气血的目的，对类风湿关节炎起到祛风除湿、消肿定痛、活血化瘀的作用。在具体临床操作上，根据经络循行，以局部取穴和整体取穴相结合，采用相应的补泻手法。临床依据证候的不同主要选择足三里、内关、三阴交、血海、中脘、肝俞、肾俞、大椎等穴位。同时，依据疼痛部位的不同临证取穴，如肘关节取曲泽，腕关节取阳池、阳溪，膝关节取鹤顶、膝眼、阳陵泉，踝关节取解溪、昆仑。针刺时间一般在30min左右，胸腹部要求浅刺留针，上肢或下肢要求深刺并要求针感，一般疗程为1～3个月。

10. 针刀是如何治疗类风湿关节炎的呢？

张大妈：临床上针刀治疗是如何操作的呢？

英萍医生：针刀治疗主要适用于类风湿关节炎引起的活动期膝关节病变的患者。在实施前，首先要在关节腔内注射一定量的胆固醇，然后于关节周围、内侧及外侧关节间隙等处找到类似条索状物处，在该处选择3～5点常规消毒后施行局麻（利多卡因 1 ~ 2ml），待完全局麻后使用 4 号针刀逐个点进行治疗。具体操作为针刀经治疗点进入直至病变软组织或骨关节面以切割、松解、剥离为主，出针后针眼加压 1min。刀口用

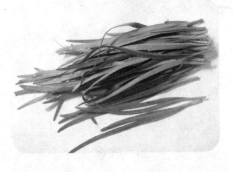

创可贴覆盖。然后用手法放松关节周围软组织，再予以牵引拔伸和被动屈伸活动。每星期 1 次，3 次为 1 个疗程。

11．穴位敷贴如何治疗类风湿关节炎呢？

张大妈：那穴位敷贴是如何进行治疗的呢？

英萍医生：穴位敷贴是中医治疗该病的另外一种外治法。它是通过选取相应穴位敷贴药物，依据经络理论，作用于相应穴位的一种综合中医治疗方法。在药物的选择上通常选取川乌、草乌、细辛、延胡索等祛风除湿类中药或止痛散、五藤散、类风关巴布剂等成药进行外敷。除此之外，还要添加如生姜汁等介质赋形药物。在穴位的选择上，主要选择局部穴位进行治疗，如肩关节选取肩髃、肩髎、肩贞，肘关节选取曲池、阿是穴，膝关节选取鹤顶、膝眼、阳陵泉等穴。治疗时间一般在 6 ~ 8h，10 次为 1 个疗程，以皮肤局部出现温热感为度。在敷贴过程中如果出现局部皮肤过敏，应立即停止给药。

12．常见治疗类风湿关节炎的中药熏洗治疗方法有哪些？

张大妈：中药熏洗治疗是什么？通常都选取哪些中药？

英萍医生：中药熏洗法属于中药外治法的一种。它是将已配制好的中药放在特殊器具中（不锈钢制，瓷制，瓷砂制均可），然后加水将中药进行煮沸，煮沸后进行常温放置，待冷却到皮肤适宜的温度后，充分暴露治疗部位，把要熏蒸的部位放在器具以上用蒸汽熏蒸，治疗时间在 20～30min，治疗过程中注意避免烫伤。中药熏洗法具备局部温热及中药外治的双重作用，同时这种治疗方法减少了药物内服对肝肾等重要脏器的毒性反应。中药熏洗法不仅可以改善由于类风湿关节炎引起的关节疼痛、活动不利等局部症状，同时还具备调节免疫功能、改善内分泌的整体治疗作用。在中药的选取方面，通常取祛风通络类中药，如威灵仙、伸筋草、羌活、独活、草乌、川乌、白芷、细辛等。每日 1 或 2 次，15～30d 为 1 个疗程。同时在治疗过程中还可配合推拿治疗、音乐治疗等其他治疗方法，疗效更优。如若在熏蒸过程中出现皮肤不适、头晕、头痛等症状，应立即停止治疗。

13. 穴位注射如何治疗类风湿关节炎呢？

张大妈：穴位注射治疗该病如何操作？优点是什么？

英萍医生：穴位注射疗法又称水针疗法，是指将选定的中西药物经过比例配制后经注射器注入穴位的针刺疗法。在治疗

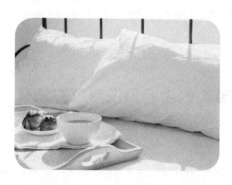

类风湿关节炎时，该疗法通过药物治疗和穴位刺激的双重作用，能够迅速改善病变局部血液循环和代谢障碍，达到消肿止痛、活血祛瘀的治疗目的。同时通过穴位刺激效应，达到

疏通经络、调节免疫系统的目的，在改善局部症状的同时起到整体治疗效果。目前，穴位注射治疗类风湿关节炎普遍选择丹参粉针剂、鹿瓜多肽、正清风痛宁注射液等药物，穴位普遍选择足三里、三阴交、肾俞，配穴依据局部症状的不同临证加减。在注射前，先将治疗药物用 0.9% 氯化钠注射液稀释溶解，然后用 6~7 号针头抽取 1ml 治疗溶液，针刺相应穴位回抽无血后，即可注射药物，每穴注射 0.2ml，出针后疾按针孔防止出血，每周治疗 3 或 4 次，2 周为 1 个疗程。

14. 蜡疗法如何治疗类风湿关节炎？

张大妈：蜡疗法治疗类风湿关节炎适应于什么症状呢，原理是什么呢？

英萍医生：蜡疗法是把经过加热后的液状石蜡作为导热物质，待微冷却后涂敷于患处的一种局部外治法。蜡疗法是近年来才逐渐被重视的治疗方法，通过石蜡导热作用及局部机械压迫作用，促进血液循环及渗出物吸收，从而达到消肿定痛的治疗目的。适用于类风湿关节炎引起的经脉闭阻、关节肿胀疼痛及疾病后期关节功能的康复。除单纯石蜡治疗之外，还可以加入川乌、草乌、桂枝、没药等中药，以达到局部温热及药物治疗的双重目的。但在治疗过程中要注意的是，由于导热作用较强且黏滞性较大，所以在治疗前应充分清洗患处，去除多余毛发，如果患者感觉过烫应立即停止治疗，有皮肤过敏史者禁止使用。

15. 类风湿关节炎的其他外治法还有什么？

张大妈：除了上述的治疗方法以外，临床上还有哪些外治

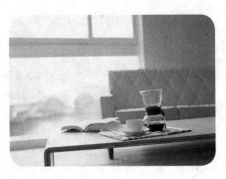

法治疗该病呢？

英萍医生：近年来，中医外治法治疗类风湿关节炎因其临床疗效显著，不良反应小等优势越来越受到临床的重视，除上述主要外治法外，临床上还包括以下方法。

（1）中药熏蒸法：是将预先配制好的中药经过煎煮后产生中药蒸汽，然后将患者送至熏蒸舱，通过药物离子导入达到经皮给药的目的。

（2）中药药浴：是将事先配制好的中药药液经过加热后浸泡患者全身或者病变局部的一种方法，通过温热作用加快药物吸收。

（3）电针：是指针刺入穴位后，在毫针上加用电针治疗仪，利用微弱电波刺激穴位以达到治疗疾病的方法。

（4）火针：是将用火烧红的针尖刺入穴位以治疗疾病的方法，具有温经散寒、通经活络的治疗作用。

（5）穴位埋线：是指将羊肠线埋入体内相应穴位，通过穴位的持续刺激作用治疗疾病的一种方法。

16. 推拿可以治疗类风湿关节炎吗？

张大妈：原来推拿也可以治疗这个病，那么它是如何治疗的呢？需要注意些什么呢？

英萍医生：推拿治疗主要是关节功能的锻炼，依据患者的年龄、病程具体制订合理化的治疗方案，整个过程要因人而异、循序渐进，先被动运动，再主动运动，每日坚持锻炼 1 次，每次至少 30min，首先在受累关节用㨰法和点法放松肢体关节肌肉，然后用拇指朝着肌纤维的方向垂直弹拨 10～15 次，术者一手握患关节远端，一手固定患关节部，逐渐使之前屈、外展、后伸、内收，同时逐渐增大活动范围。最后术者用手拍打患关节部，然后牵拉其远端，有节奏地牵拉 3～5 次。根据各个不同部位分别采用按、揉、捻、㨰、摇、擦、搓、点穴、拍打、导引等手法。上肢以双侧手指、掌指、腕关节、肘关节为治疗重点；下肢以双侧足趾、跖趾、踝关节、膝关节为治疗重点。

17. 如何中西医结合治疗类风湿关节炎？

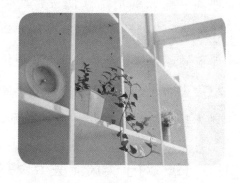

张大妈：听说中西医结合治疗该病效果更好，如何利用中医和西医来更好地治疗该病呢？

英萍医生：类风湿关节炎的治疗是一个漫长的过程，而西医治疗该病在一定程度上对人体造成危害，因此临床上多采用中西医结合治疗该病。中西医结合治疗利用中医整体治疗和辨证论治理念与西医消炎镇痛机制，实际上是在综合判定基础上辨证与辨病的结合，通过两者的协同作用来提高疗效，达到标本兼治，提高患者生存质量。同时，临床上通常采用多种组合治疗方法，常见的有桂枝芍药知母汤加塞来昔布、独活寄生汤加甲氨蝶呤口服，尼美舒利片加自拟逐痹汤口服。

18. 类风湿关节炎的中医康复治疗方法都有什么?

张大妈:如果随着病情的发展,出现了相应的肢体障碍,那么我需不需要采用中医康复治疗,通常什么情况下需要中医康复治疗呢?

英萍医生:在临床诊断中,如果患者出现了相应的肢体活动障碍,若采取相应的康复治疗措施,在一定程度上恢复患者肢体运动功能,则最终会达到良好的预后效果,如果未采取及时的康复治疗措施,则可能会导致后遗症。通常情况下,若患者出现相应的肢体活动障碍或者后遗症,严重影响患者的正常生活,则需要采取相应的中医康复治疗措施。一般常规的康复训练有头颈部训练(低头、旋转、抬头)、上肢训练(上肢旋转外展、屈肘、肩关节上下运动、爬墙运动)、腰部训练(腰部前倾、后仰、旋转)、下肢训练(下肢外展内收、自行车蹬腿、小燕飞动作)、步行训练(利用平行杠、助行器辅助步行训练)。训练整个过程要保持适度的原则。

19. 对于类风湿关节炎并发症中医应如何治疗?

张大妈:如果出现了并发症,中医应该如何治疗呢?

英萍医生:类风湿关节炎主要有四大并发症。

(1)间质性肺炎:由于机体免疫能力下降,遭受细菌感染所致,中医主要采用抗纤维化治疗,使用丹参、田七、当归等中药单方或复方鳖甲桃仁等中药制剂。

(2)泌尿系统感染:风湿性关节炎患者若日常生活不注意,或者患感冒后,常容易发生泌尿系感染。治疗以清热解毒、利

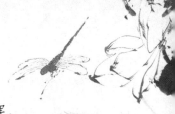

湿通淋为主，治疗以通淋方为主，日常生活注意祛寒。

（3）库欣综合征：患者若用激素时间过长，常因体内肾上腺皮质功能受到抑制而并发库欣综合征，常见症状主要有满月脸、水牛背、体重增加等。治疗以降低机体皮质醇水平，纠正各种物质紊乱，避免长期应用药物或激素替代治疗，改善患者生活质量为主。

（4）骨质疏松症：为类风湿关节炎的常见并发症，主要病机为邪毒入侵机体、肾精亏损所致。治宜补肝肾、强筋骨。中药单方宜采用骨碎补为主，也可采用强骨胶囊等复方制剂治疗。

20. 中医应如何护理类风湿关节炎?

张大妈：中医是如何护理该病的呢？

英萍医生：类风湿关节炎的治疗与康复是一个长期的发展过程，采取正确的中医护理方法对于该病后期的调护将起着至关重要的作用。在临床后期治疗阶段，要想做好该病的正确护理，医生首先要做好患者及家属的宣传和教育工作，根据患者的文化水平，详细介绍该病的诊治过程、预后及可能发生的并发症，要从交流中获得患者的信任。在该病的护理过程中，主要分为三阶段，急性期由于关节局部疼痛肿胀较严重、活动受限，不主张患者过度运动，将以卧床休息为主，在卧床时要注意保持正确的姿势，不要长期保持在同一体位，防止关节肌肉萎缩及压疮的发生，同时要选择硬板床，四肢关节要尽量保持伸展位。缓解期该病并发症症状已基本稳定，可以进行基本功能恢复和关节锻炼，但要注意循序渐进、量力而为，不可过量，同时指导患者进行基本生活技能的学习，包括起床、坐起、梳头、步行等，运动全程由家属或护理人员陪同，防止出现意外。

21. 古方如何治疗类风湿关节炎？

张大妈：我知道中医治疗类风湿关节炎已经有很多年的历史了，那么古代医书或是医家是如何治疗该病的呢？

英萍医生：类风湿关节炎在古代属于"痹证"范畴，在《痹论》中早有提及，《痹论》曰："风寒湿三气杂至合而为痹也。其风气盛者为行痹。寒气盛者为痛痹，湿气盛者为着痹也。"可见风寒湿是导致该病的重要因素。关于该病的古代治疗，很多古书及医家都有所提及。如《丹溪心法》载："痛风者，四肢百节走痛，方书谓之白虎历节风证是也。因于风者，小续命汤；因于湿者，苍术、白术之类；因于痰者，二陈汤加酒炒黄柏、羌活、苍术；因于血者，用芎、归之类，佐以红花、桃仁。大法之方，苍术、川芎、白芷、南星、当归、酒黄芩。在上者加羌活、威灵仙、桂枝；在下者加牛膝、黄柏；若血虚宜多用川芎、当归、佐以桃仁、红花、薄桂、威灵仙；凡治痛风，取薄桂味淡者，独此能横行手臂，使南星、苍术等药至痛处。"叶天士认为痹证如果长久忽略不采取治疗，则会导致邪入于络，因此治疗应采用活血化瘀法，重用虫类药达到祛风通络的目的，同时针对体虚的患者重在补肝肾、益气血。

22. 类风湿关节炎的名老中医经验方都有什么？

张大妈：现代医家又是如何治疗该病的呢？

英萍医生：现代医家尤其是名老中医在治疗类风湿关节炎过程中积累了丰富的临床经验，同时也形成了具有自身特色的临床诊疗方案，治疗后反馈度也较好。如全国著名中医风湿病专家朱良春教授在治疗类风湿关节炎时形成经验专用方，主要配伍为土鳖虫、炙露蜂房、乌梢蛇各 12g，炙僵蚕、蜈蚣各 10g，重用虫类药，不仅具有祛风镇静之功，而且能缓解因痹证病变引起的拘挛、抽搐、麻木等，与西药相比疗效显著。广州中医药大学陈纪藩教授在类风湿关节炎治疗上以调和阴阳，平补平泻为基本学术思想，其带领团队创制的抗风湿中成药"通痹灵"系列（桂枝、麻黄、乌头、白芍、知母、玉竹、蜈蚣、防风、制马钱子、生姜）和"二藤通痹合剂"（南蛇藤、鸡血藤），主治类风湿关节炎时祛风除湿、化痰逐瘀、补益肝肾。南京中医药大学金实教授在临床中多用桂枝芍药知母汤来治疗活动期类风湿关节炎，临证化裁，在祛风除湿的同时注重调护脾胃，做到驱邪而不伤正，发挥了中医药安全、有效、价廉之特色优势。北京中医医院周乃玉教授依据《内经》阳气为主理论，根据几十年临床经验创立了经验方痹玉康 I 号方、痹玉康、痛风平汤、健脾益气通阳汤等经验方，用于治疗类风湿关节炎中晚期寒湿痹阻证型。北京中医学院高辉远教授常用温经活血之法，拟创了治疗痹证的通脬方剂"芪赤防痹饮"，全方组成黄芪、桑枝、薏苡仁各 15g，太子参、木瓜、白术、赤芍各 10g，防风、桂枝各 8g，炙甘草 5g，用于温经活血、祛风散寒之用。

23. 心理干预在中医治疗类风湿关节炎中起什么作用？

张大妈：因为类风湿关节炎病程较长，所以导致我对生活的自信心下降，同时也影响了我的治疗效果，那么中医在治疗该病时应该如何将心理干预融入治疗中呢？

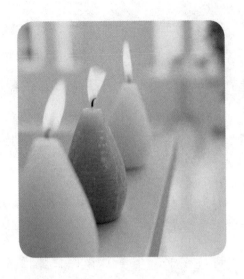

英萍医生：类风湿关节炎由于病程较长，难以迅速治愈，使患者长时间忍受并发症带来的疼痛、残疾、不良反应，同时会产生一定的精神压力。长此以往，不仅影响治疗的顺利进行及疾病的预后，而且严重影响患者的心理健康。因此，在治疗过程中采取一定程度的心理干预是非常必要的。首先在心理干预之前，要对患者进行心理评估，确定患者心理健康状况，为后期的治疗及良好医患关系的建立打下良好的基础。然后进行患者认知行为干预，宣传类风湿关节炎的正确防治知识，调整患者对类风湿关节炎的错误认知，消除患者负面心理和恐惧感，防止抑郁症的发生。放松训练，让患者选择舒适的坐位或是卧位，做肌肉放松训练。自我管理，请恢复良好的患者进行一对一交流，分享治疗经验，减少患者的"孤单感"。家庭行为干预，患者家属要在医生的治疗下与患者进行经常性的沟通与交流，给予患者倾诉的机会。整个过程要依据患者的具体情况制订详细合理的干预计划，要渐进式引导，不可操之过急。

24. 类风湿关节炎的中医协同治疗都有什么？

张大妈：中医协同治疗主要是哪些方法的融合呢？

英萍医生：中医协同治疗是在传统单一治疗基础上采取的

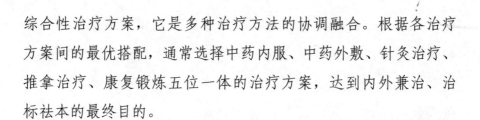

综合性治疗方案，它是多种治疗方法的协调融合。根据各治疗方案间的最优搭配，通常选择中药内服、中药外敷、针灸治疗、推拿治疗、康复锻炼五位一体的治疗方案，达到内外兼治、治标祛本的最终目的。

25. 类风湿关节炎的治疗都应注意什么？

张大妈：在治疗过程中应该注意哪几点呢？

英萍医生：在类风湿关节炎的治疗过程中，有很多人发现，虽然采用相对正确的方法进行治疗，但效果仍旧不理想。这是因为虽然采用了较为细致的治疗方法，但忽略了病情本身应该注意的问题。首先应该注意病因的辨识，根据症状分别寒热虚实，治疗宜宣通气血，促进血液循环。其次应该注意辨证与辨病，根据望闻问切四诊综合判定、辨证施治，根据类风湿关节炎的不同发展阶段制订诊疗方案，同时借助西医各项理化指标来评定疗效，做到中药和西药的恰当应用。在治疗方面，在类风湿关节炎早期由于关节肿痛症状明显，故应以祛湿为主。在中期除关节疼痛之外，还同时伴有肢体功能障碍，故应以祛瘀为主，注重疏通局部气血，活血通络。晚期由于疾病发展时间过长，导致肌肉关节僵硬瘦削，故应以滋补肝肾为主。同时应依据患者本身体质的不同合理选用虫类和藤类药，注意内服与外治的恰当结合。

26. 类风湿应如何预防关节炎？

张大妈：中医如何预防该病呢？

英萍医生："治未病"思想是中医重要的防治思想，要做

好类风湿关节炎的有效预防，首先应该做到调节情志。人的精神情志与五脏六腑关系密切，保持乐观向上的情绪，对于类风湿关节炎的预防至关重要，在生活中要避免过激情绪。其次要做到经常锻炼身体，以促进血液循环、气血流通。如五禽戏、八段锦等。通过运动锻炼的方式，达到强健筋骨，通利关节的目的。最后就是饮食的调节，人体之精气来源于饮食，饮食对于五脏六腑精气的调节具有很重要的作用。在平时的饮食调摄中，要防止过食肥甘厚味，尽量少食过冷过热等刺激性食物。

27. 社区如何干预类风湿关节炎？

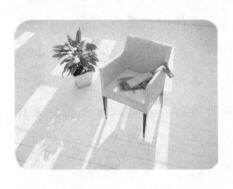

张大妈：社区或者乡镇医院是如何对此病进行干预治疗的呢？

英萍医生：社区或乡镇医院是面向患者的最直接的医疗基层单位，但是由于其硬件基础设备条件有限，除基本诊疗外，社区基层单位还承担着该病的宣传教育和后期康复及护理。社区相关宣传部门应该做好该病相关知识的普及工作，制定宣传手册，对于该病患者应该给予相应的人文关怀。同时社区医院应配合相关医院做好相应的后期康复锻炼工作。

28. 中医临床如何诊治类风湿关节炎？

张大妈：中医治疗该病的诊治顺序是什么？

英萍医生：在临床就诊时，由于对中医了解不深，所以有很多患者有像你一样的疑问。首先你就诊时医生会根据你的总体状态做一个初步的判定，然后医生会根据望、闻、问、切四诊（舌诊、脉诊等）来进行整体辨证，在判定的同时可能会参考相关西医理化指标及进行相应的关节功能检查，最终制订治疗方案。但要注意的是，患者在就诊前要保持充足的睡眠及合理的饮食，以免由于其他因素影响医生对疾病的诊断。

29. 中医治疗类风湿关节炎有哪些影响疗效的因素？

张大妈：影响中医治疗类风湿关节炎的关键因素都有哪些呢？

英萍医生：根据多年的临床经验，我们发现，影响中医治疗类风湿关节炎的主要因素有患者的年龄、病程、晨僵时间、关节肿痛、类风湿因子、免疫球蛋白、血沉等因素相关。单纯的中医治疗对于早期类风湿关节炎疗效并不明显，反而对于病程较长的类风湿关节炎患者疗效较好。

30. 如何根据患者体质不同进行中医综合治疗？

张大妈：如何根据患者体质的不同来进行辨证治疗呢？

英萍医生：中医体质学说认为，体质决定着是否发病，并决定着发病倾向，主要分为阴虚质、阳虚质、痰湿质、湿

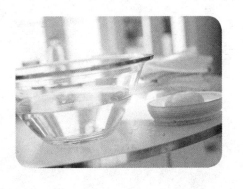

热质、气虚质、瘀血质。体质分阴阳、寒热、虚实，通常在治疗中，常以患者的体质状态作为立法处方用药的重要依据，治疗中充

分考虑到患者的体质因素。例如阳虚质的类风湿关节炎患者，通常素体肾阳虚衰，所以治疗宜用淫羊藿、附子、桂枝、牛膝等温补肾阳，强壮筋骨，桑寄生、透骨草祛风除湿、疏通经络，白芍平抑肝阳，养血收阴，同时对于这种体质的患者平时要注意避免寒湿，常服温阳散寒之剂，如金匮肾气丸、附子理中汤等。对于同时夹有痰湿、水肿、小便不利者，宜用真武汤以温阳化气行水。

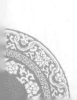

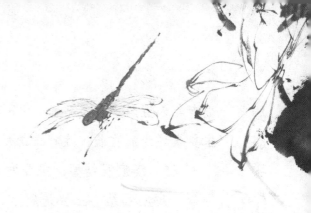

第3章 类风湿关节炎的调养与康复

第一讲 中医药治疗

1. 生活中，类风湿关节炎有哪些表现？

张大妈：生活中，类风湿关节炎有哪些表现？

英萍医生：类风湿关节炎表现错综复杂，症状多变，一般情况下，除了相应症状表现外，需要到医院做相关的检查，其主要表现如下。

（1）风邪痹阻型：以感受风邪为主，风邪多变，易和其他外邪杂合致病。表现以畏风、疼痛不固定为主。

（2）湿邪痹阻型：湿邪黏腻，易伤脾化热，一般情况下，感受湿邪的患者表现为食欲缺乏，病变处肿胀明显，多数以下肢为主要表现。

（3）寒邪痹阻型：生活中有很多人生活起居不避寒暑，易感寒邪，主要以疼痛为主，遇冷、凉则症状加剧。

（4）气血亏虚型：大多

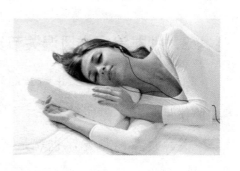

数老年人五脏虚衰，气血生化不足，表现为脏器虚弱，气血亏虚，主要表现为病程长，症状缠绵反复，同时多合并内科杂病。

（5）痰瘀互结型：主要发生于老年人。中医理论中，不通则痛，痰瘀互结，主要是病程久，症状以疼痛明显，关节活动受限为主要表现。

（6）热毒痹阻，主要以热症表现为主，患者发热，以低热为主，常与湿邪杂合，大多数患者关节红肿热痛，需以清利湿热，活血止痛为主要治疗方法。

2. 生活中有哪些中药治疗类风湿关节炎?

张大妈：生活中有哪些中药治疗类风湿关节炎?

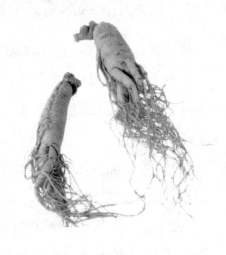

英萍医生：生活中有很多中药可以治疗类风湿关节炎，包括一些扶助正气的药物，如人参、黄芪等；祛风湿、止痹痛的药物，如独活、威灵仙等；活血通络的药物，如雷公藤、蜈蚣等；还有补肝肾强筋骨的药物，如杜仲、牛膝等。根据疾病的准确辨证，使用不同作用的中药，能够帮助病痛迅速缓解。

3. 地龙治疗类风湿关节炎的作用是什么?

张大妈：据说有一味中药叫地龙，能够治疗类风湿关节炎，它的作用是什么呢?

英萍医生：地龙，也就是我们俗称的蚯蚓，关于地龙名字的由来，还有一个有趣的传说。宋太祖赵匡胤曾身患"缠腰火丹"，就是带状疱疹，也叫蛇盘疮，并引起其宿疾——哮喘。太医们束手无策，有人举荐一位民间大夫，太祖下令让其入朝。这位民间的大夫看了太祖的水疱之后，打开自己的药罐，取出几条活的蚯蚓放在盘中，撒上蜂糖，立即化为水液，将水液涂在患处，太祖立即感觉到一股沁人心脾的清凉。随后，大夫又端来另一盘蚯蚓水液让太祖服下，太祖问道："此是何物外用复能内服！"大夫恐太祖怀疑而不肯服用，遂随机应变："皇上乃真龙天子下凡，民间俗药岂能治愈皇上的病呢，此药名唤地龙，取其以龙补龙之意。"太祖听后大悦，将蚯蚓水液一饮而尽，七日之后，疱疹落，哮喘止。地龙的名字也由此传开。

地龙，味咸，性寒。可清热定惊，通络、平喘、利尿。主治高热惊痫、癫狂，气虚血滞，半身不遂，痹证，肺热哮喘，小便不利，尿闭不通，是中医治疗前列腺等湿热下注泌尿感染等病中的常用中药，可用于类风湿关节炎关节肿痛拒按，遇冷则舒之证。现代研究表明，地龙对各种原因引起的发热均有良好的退热疗效，尤其感染性发热，其退热效果优于西药阿司匹林。

4. 桑枝治疗类风湿关节炎的作用是什么？

张大妈：听说桑树的树枝可以舒筋通络，能够治疗类风湿关节炎，它的具体作用是什么呢？

英萍医生：桑枝，即桑树的枝条、枝叶，性平，味微苦，

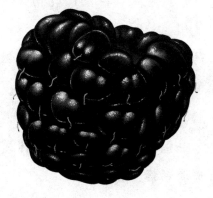

入肝经。可祛风湿，通经络，行水气。主治风湿痹痛，中风半身不遂，水肿脚气，肌体风痒，用于肩臂、关节酸痛麻木。《本草图经》言："疗遍体风痒干燥，脚气风气，四肢拘挛，上气，眼晕，肺气嗽，消食；利小便，兼疗口干。"《景岳全书》中所载桑枝膏，即用单味桑枝熬成膏服用，能治疗筋骨酸痛，四肢麻木。又能利水，《本草再新》言："壮肺气，燥湿，滋肾水，通经，止咳除烦，消肿止痛。"现代药理学研究表明，桑枝具有抗菌抗病毒，降血压，降血糖，护肝等作用。

5. 中药蜈蚣治疗类风湿关节炎的作用是什么?

张大妈：听说蜈蚣有剧毒，一般情况下服用会中毒，它能够治疗类风湿关节炎，它的具体作用是什么呢？如果服用蜈蚣的话，需要注意哪些方面呢？

英萍医生：蜈蚣，味咸、辛，性温，有毒，入肝经。可息风止痉，攻毒散结，通络止痛。蜈蚣乃血肉有情之品，其走窜之力最速，内而脏腑，外而经络，凡气血凝聚之处皆能开之。主治小儿惊风，抽搐，风湿顽痹，中风半身不遂，破伤风，疮疡，瘰疬，毒蛇咬伤。《本草纲目》中言："治小儿惊厥风搐，脐风口噤，丹毒，秃疮，瘰疬，便毒，痔漏，蛇伤。"常与独活、威灵仙、防风等配伍使用，治疗风寒湿痹证。现代药理学研究表明，蜈蚣具有镇静止痛作用，对结核杆菌和皮肤真菌有一定的抑制作用。但本品温燥有毒，故孕妇及体质虚弱者禁止服用。

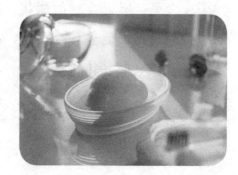

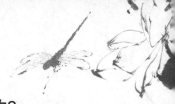

6．中药雷公藤是怎样治疗类风湿关节炎的？

张大妈：听说有味中药叫雷公藤的，治疗类风湿关节炎效果显著，他和雷公有关系吗？又是怎样治疗类风湿关节炎的呢？

英萍医生：相传在湖南岳阳有一座山叫黄藤岭，岭上生长着许多雷公藤，当地有轻生的人，就会服下雷公藤的嫩芽，只要六七枝就可致命。其中有一位年轻的麻风病患者，被疾病折磨得痛不欲生，于是来到黄藤岭，采下一把雷公藤，熬成水喝了下去，打算了结生命，可服用后上吐下泻，并迷迷糊糊昏睡一天，第二天醒来发现不但没有死，反而病痛减轻了大半。这件事传到了一位医生耳中，于是这位医生试着用雷公藤来治疗麻风病，获得了成功。

雷公藤，味苦、辛，性凉，有大毒。归肝、脾经。可祛风，解毒，杀虫。外用治风湿性关节炎，皮肤发痒，杀蛆虫、孑孓，灭钉螺，毒鼠。可单用，或与秦艽、独活等合用治疗类风湿关节炎、关节肿痛等。现代药理学研究表明，雷公藤具有抗炎、抑制免疫的作用，止痛效果较好，尤适用于非细菌性关节炎的治疗，具有皮质激素样治疗作用而没有激素的不良反应，还有研究证明雷公藤具有抗白血病、抗菌、杀虫作用。然而雷公藤有大毒，中毒则恶心，呕吐，腹痛，腹泻，血压下降，呼吸困难，最后可因心脏及呼吸抑制而死亡。解救用催吐，洗胃，灌肠，导泻等法，或给蛋清，面糊保护黏膜，注射葡萄糖，给强心兴奋剂，给氧等对症治疗。故在自行使用时需严格控制用量，煎煮时要去皮久煎，有严重内脏疾病、年老体弱的患者及孕妇禁用。另外，雷公藤还有抗生育作用，故有生育要求的妇女也需慎用。

7. 生活中有哪些治疗类风湿关节炎的验方？

张大妈：患有类风湿关节炎必须得去医院吗，在生活中有哪些治疗效果比较好的中药方剂？

英萍医生：患有类风湿关节炎必须去正规医院诊断、治疗。在生活中有一些行之有效，操作方便安全的方剂。

（1）风邪痹阻型

方药组成：生地黄 30g，防风 10g，鸡血藤 20g，乳香 15g，秦艽 10g，威灵仙 15g，独活 10g，防己 15g，白芍 15g。

用法：水煎服，每日 1 剂，连服 5 ～ 10d，疼痛可缓解。若肿胀明显者，可减少生地黄用量，加用化痰药如白芥子、胆南星等。

（2）湿邪痹阻型

方药组成：生麻黄 5g，生薏苡仁 20g，炒杏仁 10g，白术 20g，地肤子 10g，威灵仙 10g，秦艽 10g，鸡血藤 20g，赤芍 10g，甘草 5g。

用法：水煎服，每日 1 剂，忌食羊肉。若疼痛较重者，可加延胡索 10g；肢体肿胀者，加车前子、茯苓各 15g。

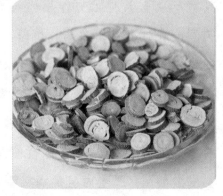

（3）寒邪痹阻型

方药组成：川乌 15g，草乌 15g，防己 10g，杜仲 15g，忍冬藤 20g，威灵仙 15g，鸡血藤 20g，羌活 10g，甘草 10g。

用法：上述药物浸于 5L 白酒中 10d，早晚饭后各半两。若湿邪较重可加苍术 15g，生薏苡仁 20g；风邪较重加赤芍 15g。

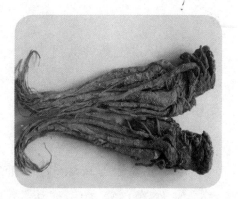

（4）寒热错杂型

方药组成：丁香 45g，陈皮 45g，三棱 45g，槟榔 15g，枳壳 60g，茴香 45g，茯苓 45g，延胡索 30g，木通 20g，沉香 30g，白术 30g，白豆蔻 100g。

用法：上述药物共同研成细末，用姜汁打面糊做成丸，如梧桐子大小，每次服 30～50 丸，用温水送下，服药不拘时候。

（5）热毒痹阻型

方药组成：水牛角 15g，石膏 15g，知母 10g，忍冬藤 10g，牡丹皮 10g，苍术 10g，防己 10g，地龙 10g。

用法：水煎服，每日 1 剂，早晚分服。

（6）痰瘀互结型

方药组成：独活 10g，桑寄生 30g，防风 10g，秦艽 10g，当归 10g，细辛 2g，川芎 5g，茯苓 15g，桂枝 10g，牛膝 10g，甘草 5g。

用法：水煎服，每日 1 剂。风邪盛加羌活 10g，湿邪盛加苍术 10g，寒邪盛加草乌 10g，关节肿大者加穿山甲 10g、皂角刺 5g。

（7）肝肾阴虚型

方药组成：生地黄 150g，熟地黄 150g，当归 200g，淫羊藿 100g，全蝎 20g，蜈蚣 20g，鸡血藤 200g，僵蚕 100g，地龙

100g。

用法：以上药物共研细末，用徐长卿 120g，寻风骨 120g，虎杖 120g，甘草 30g 煎成浓汁作丸，绿豆大小，每次服用 6～8g，每日 2 次饭后服用。

（8）气血亏虚型

方药组成：鸡血藤 30g，牛大力 30g，黑牵牛 30g，菟丝子 15g，枸杞子 15g，豹子樟 20g，茉莉花 15g。

用法：水煎服，每日 1 剂。风盛加赤芍 15g，寒盛加炮附子 10g，湿盛加苍术 15g。

8. 熏洗疗法可以治疗类风湿关节炎吗？

张大妈：熏洗疗法可以治疗类风湿关节炎吗？什么是熏蒸疗法？其作用原理有哪些？

英萍医生：可以的。熏洗疗法也称为药浴或熏蒸等，是先将中药方剂用水煎煮，并用散发出来的蒸汽熏蒸患处，之后用药液擦洗全身或直接将身体浸入药液中，以产生治疗或预防疾病的作用。其原理是使药液通过人体的皮肤、腠理毛窍而进入身体，利用药力及热量，加快血液循环，促进新陈代谢，进而起到温经活络、祛湿散寒、调和阴阳等作用。

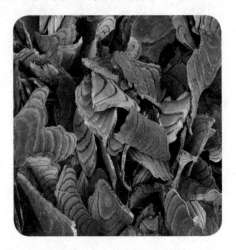

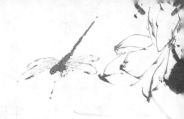

9. 熏洗疗法有哪些种类及具体操作？

张大妈：熏洗疗法有哪些种类？具体如何操作？

英萍医生：下面我举例说明一下，熏洗疗法的种类和具体操作。

（1）药物烟熏：将药材研碎，置于耐热容器中点燃，使其缓慢燃烧，然后将身体某一部位置于药材上方的烟中进行温熏，此方法与艾灸疗法有相似之处；古代在瘟疫流行时，关紧门窗，用药物的烟熏烤整个房间，还能起到预防疾病的作用。

（2）药物蒸汽熏：此方法更为常用，是将药物置于容器中进行煎煮，待药液沸腾时，将身体特定部位置于蒸汽中，边煮边熏。患者可躺卧于带有孔洞的床板上，下方放置盛有中药的容器，进行全身熏蒸；亦可将药液趁热倒入脸盆中闭目熏蒸脸部；也可将药液倒在特制的容器中，将手或足置于容器中并盖上布单等进行密封熏蒸；待药液温度适宜后，还可将手足浸入药液中，或用药液洗脸、洗头等。

（3）药浴：即先将药物煎煮后倒入浴桶中，并添加适量温水，进行沐浴，与平时洗澡一样。经常药浴可以预防疾病，养生保健。

（4）药物浸渍：即用毛巾等蘸取事先煎煮好的药液，趁热敷在疼痛的关节部位，变凉后再蘸温热的药液进行热敷，此法常与熏洗法合用，先洗后渍，如此反复多次。

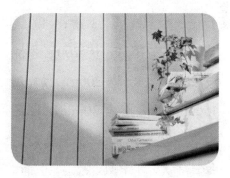

10. 生活中治疗类风湿关节炎常用的熏洗方有哪些？

张大妈：生活中治疗类风湿关节炎常用的熏洗方有哪些？

英萍医生：生活中治疗类风湿关节炎的熏洗方法可多了，可以根据医生的诊断结合自身情况来选择。

（1）风邪痹阻：威灵仙 500g，甘草 500g，放入水中煮沸多次，将药物连同药液一起倒入大桶中，周围用席子圈住，患者坐在其中，先熏后洗，使全身汗出淋漓，此方法可疏风通络，治疗风邪痹阻之类风湿关节炎。

（2）湿邪痹阻：干姜 60g，乌头 20g，干辣椒 30g，木瓜 30g，上述药物加入 3000ml 水中，煎煮 40min ～ 1h，趁热先熏患处，后将药汁倒出，趁热用毛巾蘸取后在患处热敷，每日 2 次，10d 为 1 个疗程，此法可除湿止痛，对关节疼痛重着，遇阴雨天气或处于潮湿环境中会加重的湿邪痹阻型类风湿关节炎效果尤佳。

（3）寒邪痹阻：威灵仙 30g，艾叶 30g，羌活 30g，生姜 30g，葱白 30g，樟木屑 30g，蓖麻叶 3 片，延胡索 15g，红花 15g，上药加入 6000ml 水中煎煮，煎取 3000ml，先熏后洗患处，具有温经散寒止痛之功效。

（4）风湿热痹：山栀子 200g，樟树枝 200g，柳枝 200g，桑枝 200g，加入 1500ml 水中煎煮 30min，将药汁倒入盆中，先熏后洗患处，每日 3 次，可清热、除湿、止痛。

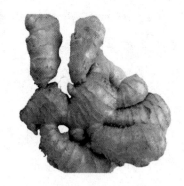

（5）痰瘀闭阻：牡丹皮10g，赤芍10g，生地黄15g，金银花15g，蒲公英15g，黄柏10g，木通10g，丝瓜络10g，加入清水3000ml中，煎煮30min，将药液倒出，温度适宜后浸泡患处，每日2次，10d为1个疗程，能够清热凉血，活血通络。

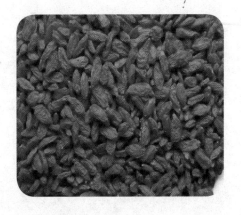

（6）肝肾阴虚：熟地黄30g，山药20g，山茱萸20g，菟丝子20g，枸杞子20g，龟板胶20g，牛膝20g，知母20g，黄柏20g，上药用纱布裹好，置于3000ml水中煮沸10min，先熏后洗，并配合轻轻按摩患处，每日1次，经常使用可补益肝肾，强筋健骨。

（7）气血亏虚：黄芪30g，牛膝30g，木瓜30g，防风30g，红花15g，甘草10g，上药先加水浸泡12h，再煎煮30min，先熏后洗，洗后务必擦干，并加盖衣物等，防止受风，每日2次，经常使用可益气活血，疏风通络。

第二讲 推拿拔罐刮痧

1. 在生活中有哪些简便易行、操之有效的类风湿关节炎治疗方法?

张大妈：我患有类风湿关节炎，在生活中有哪些简便易行、操之有效的治疗方法？

英萍医生：当然有！有很多方法可供类风湿关节炎患者自

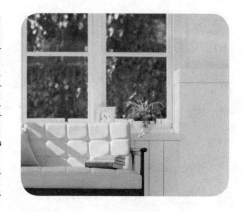

行治疗，包括中药的应用（内服和外用）、手法的按摩、针刺、艾灸、拔罐、刮痧等，这些方法简便易行，并可以有效缓解关节僵硬肿痛的症状，减少过多服用西药带来的毒性反应，值得大家认真学习并付诸行动，以减轻病痛，改善生活质量。

2. 什么是经络?

张大妈：听说经络很神奇，经络在人体中存在吗？每个人的经络都一样吗？

英萍医生：每个人体都存在经络，经络是中医所讲，联系脏腑及体表全身各部，运行气血的通道，调控人体各部的功能，使人体的脏腑及体表成为一个整体。经络由经脉和络脉组成。"经"是路径的意思，是经络系统中的主要路径，贯穿着机体内部上下内外；"络"即主要路径分支出的辅助路径，分布于人体表面，遍布全身。经络系统包括十二经脉、十二经别、十五络脉、奇经八脉，以及十二经筋、十二皮部。其中十二经脉与奇经八脉中的任、督二脉合称为十四经，为临床上针灸最常用的经络，它们依次为：手太阴肺经—手阳明大肠经—足阳明胃经—足太阴脾经—手少阴心经—手太阳小肠经—足太阳膀胱经—足少阴肾经—手厥阴心包经—手少阳三焦经—足少阳胆经—足厥阴肝经、督脉、任脉。此十四经及其所分支出的络脉，基本遍布全身内外，为针灸的应用奠定基础。

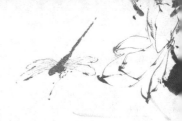

3. 什么是穴位？

张大妈：什么是穴位？

英萍医生：穴位又名腧穴，是指人体经络上特殊的点区部位，是人体脏腑经络之气输注、聚集、出入的地方，也是针灸时的施术部位。体表的腧穴与深部的脏腑有着密切的联系，既是疾病的反应点又是治疗疾病的刺激点。腧穴可分为经穴、经外奇穴和阿是穴。经穴，顾名思义，即属于十四经系统的穴位，共有361穴；经外奇穴，指不归属于十四经的穴位，但又有奇效，共一百余穴；阿是穴，即以压痛点为穴，并无固定位置，又名"天应穴"。

4. 穴位和经络有什么关系？

张大妈：穴位和经络有什么关系？

英萍医生：穴位和经络密不可分，就像道路与汽车一样。经络在人体中错综复杂，穴位是经络纵横交错的支点，人体中经络之气密集的地方就是穴位分布的所在，如果把经络比作大树，穴位就好像树叶一样镶嵌在茂密的树枝丛中，营养成分好比经络之气，通过树干分布到大树的各个地方，看似分离，其实树枝之间沟通密切。在人身体中，亦是如此。刺激穴位可以影响经络中经气运行的畅衰。通常情况下，穴位的异常表现亦可以反应经络的病变，经络之气运行不畅，相应穴位就会表现出异常的酸、胀、痛等异常感觉，医生通过穴位调节相应经络运行的精气。

5. 穴位怎样定位?

张大妈:穴位在人体中方便查找吗?具体怎么定位,有哪些定位方法?

英萍医生:穴位分布在人体上,其具体的定位有以下几种方法。

(1)体表标志定位法:根据人体解剖学体表标志来确定位置,如五官轮廓、肚脐、乳头等。

(2)骨度折量定位法:将人体骨节全长进行规定,由此折量全身各部位的长度或宽度,进而定位穴位的方法。

(3)手指同身寸定位法:即患者本人拇指的宽度为1寸,中指中节弯曲时内侧两横纹间距离为1寸,手指并拢,中指中节横纹所在的四指宽度为3寸。

(4)简便取穴法:一些简便的取穴方法,不列为主要方法。具体的穴位部位描述可详见于人体经络及穴位图表。

6. 在生活中有哪些经络、穴位可以治疗类风湿关节炎呢?

张大妈:在生活中有哪些经络、穴位可以治疗类风湿关节炎呢?

英萍医生:有很多穴位可以治疗类风湿关节炎,其中有一些能够直接治疗,有一些则起到间接治疗作用。下面简单介绍一些常用的治疗类风湿关

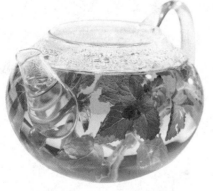

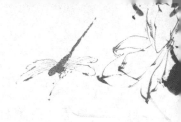

节炎的穴位。

（1）合谷：又名虎口，在第1、2掌骨之间，约在第2掌骨桡侧中点。属手阳明大肠经，能够疏风解表、行气活血、通络镇痛，主治头痛发热，三叉神经痛，面神经痉挛，颈部及上肢疾病、疼痛，手指麻木等，可用针刺，或艾条灸。

（2）尺泽：掌心向上，肘微屈，肘横纹中肱二头肌腱桡侧凹陷中。属手太阴肺经，能够清肺泄热、降逆理气，主治咳嗽气喘等肺系疾病，胸部胀满，肘臂挛痛，吐泻等，宜针刺。

（3）曲池：位于尺泽与肱骨外上髁连线的中点。属手阳明大肠经，能够通经络、利关节，清热解表、祛风利湿，主治上肢疼痛、瘫痪，高血压，荨麻疹等，可用针刺，或艾条灸。

（4）肩髃：位于肩峰与肱骨大结节之间。属手阳明大肠经，能够疏通经络、理气化痰，主治肩臂拘挛疼痛、上肢不遂，瘰疬等，可用针刺，或艾条灸。

（5）肩髎：将臂外展，于肩峰后下方呈现一凹陷，即为肩髎穴。属手少阳三焦经，有祛风湿、通经络之作用，与肩髃相似，主治肩关节周围炎，兼治脑血管后遗症、肋间神经痛等。可用针刺，或艾条灸。

（6）太溪：位于内踝尖与跟腱间凹陷中。属足少阴肾经，具有补肾益精、强腰健骨作用，主治肾虚证，腰脊痛及下肢厥冷、踝部肿痛，阴虚五官病证，肺系疾病，消渴，小便频数，便秘等。可用针刺，或艾条灸。

（7）曲泉：位于膝内侧部，屈膝内侧横纹端，当股骨内上髁后缘，半腱肌、半膜肌止端前缘凹陷处。属足厥阴肝经，具有清湿热、利黄疸、养血脉作用，主治膝股疼痛、痛经、尿潴留等。可用针刺，或艾条灸。

（8）丘墟：位于足外踝前下方，趾长伸肌腱外侧凹陷处。属足少阴胆经，能够疏利肝胆、调节经气，主治下肢痿痹，外踝肿痛，颈项疼痛，胸胁痛，中风偏瘫等。可用针刺，或艾条灸。

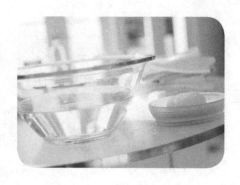

（9）太冲：位于足背侧第1、2跖骨结合部之前凹陷处。属足厥阴肝经，能够调肝、通经、理血，主治头晕头痛，目赤肿痛，胁痛，足背部病证等。可用针刺，或艾条灸。

以上只是部分常用的能够治疗类风湿关节炎的穴位及归经，当然还有其他许多穴位都可以起到治疗及缓解症状的作用，其中多数穴位分布在手足及膝等关节附近，发挥近治作用，在此就不一一赘述。

7. 推拿可以治疗类风湿关节炎吗?

张大妈：推拿可以治疗类风湿关节炎吗？

英萍医生：可以的！中医学认为，类风湿关节炎的病因病机，首先为患者正气不足，素体虚弱，或饮食不节，冒雨涉水，致使卫外不固，易于感受外邪，风寒湿等外感邪淫乘虚而入，阻滞于经络，使气血凝滞，阻于关节，经络不通而发为类风湿关节炎。按摩，就是采用适当的手法刺激人体特定部位，从而疏通经络、通行气血，既能够对因治疗，又能提高机体的抗病能力，同时又具有操作简便、见效快等优点，

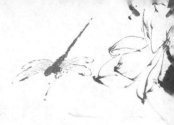

深受患者们的欢迎。

8. 在生活中，按摩身体哪些穴位可以自我治疗？

张大妈：在生活中，按摩身体哪些穴位可以自我治疗呢？

英萍医生：按摩的部位主要集中在身体各关节周围，有时亦可配合一些具有远治作用的穴位，以辨证治疗。

手部取穴：合谷、二间、三间、劳官、四缝、阳溪、腕骨、大陵、养老、外关等。

肩肘部取穴：曲池、曲泽、手三里、手五里、肩井、肩髃、肩贞、天宗等。

下颌关节取穴：下关、颊车、内庭、翳风等。

脊柱关节取穴：以华佗夹脊穴为主，肺俞、心俞、膈俞、肝俞、肾俞、腰阳关等。

髋关节取穴：环跳、秩边、居髎、承扶等。

膝关节取穴：足三里、膝眼、丰隆、委中、阳陵泉等。

踝关节取穴：昆仑、解溪、商丘、太溪、申脉等。

湿邪为主，可增加极泉、委中、阴陵泉、足三里、承山、丰隆等穴位；风邪为主，可增加风市、风池、百会等穴位；寒邪为主，可增加肾俞、关元等穴位；兼有热毒时可增加大椎、曲池等穴位；痰瘀痹阻证可增加脾俞、血海、膈俞等穴位；肝肾阴虚时可增加肝俞、肾俞、足三里等穴位；气血亏虚时可增加气海、血海等穴位。病情平稳期，还可按摩合谷、足三里、内关等穴位进行保健，起到预防作用。

按摩时，穴位可采用点揉法，而后用捺法，并可擦热患处，以透热为宜，疗效甚好。

9. 拔罐可以治疗类风湿关节炎吗？

张大妈：拔罐可以治疗类风湿关节炎吗？拔罐的原理是什么？会起到哪些作用呢？

英萍医生：拔罐可以治疗类风湿关节炎。拔罐法是民间常用的治病方法，是利用玻璃罐、竹罐等，通过火熏、水煮等方法使罐内形成负压，吸附在患者疼痛部位的皮肤上，以起到治疗作用。因古代使用的是兽角，故此法又称为"角法"。

拔罐治疗类风湿关节炎的原理比较好理解，拔罐可以刺激局部皮肤，力量较大时亦可以带动深部肌肉，通过吸力能够疏通经络、活血化瘀、通畅气血，进而减轻疼痛。现代研究证明，拔罐通过机械力和热刺激，增加汗腺、皮脂腺的分泌作用，并能改善循环，增加中枢神经系统兴奋性，增强人体的免疫功能。所以，对类风湿关节炎患者来说，拔罐既可以扶正，提高免疫力，又可以祛邪，去除风寒湿等外感邪气，非常适合患者在家中自我治疗。

10. 在生活中，怎么运用拔罐来治疗类风湿关节炎呢？

张大妈：在生活中，怎么运用拔罐来治疗类风湿关节炎呢？

英萍医生：首先是拔罐部位的选择，可以选择疼痛部位及其周围皮肤，亦可选择某些穴位，穴位选择与按摩穴位大致相同，可根据辨证适当加减拔罐部位。

其次是拔罐的方法。最为常用的是火罐法，即用镊子夹住酒精棉球，或用小片纸张点燃，在火罐内稍作停留，消耗罐内氧气，且火的热力使气体膨胀，又排出部分罐内空气，使罐内产生负压，扣于疼痛部位皮肤上即可吸附住。使用火罐法时，要注意掌握吸拔力的大小，选择适当的罐具，避免吸力过大损伤皮肤，又不能吸力过小起不到预期作用。水罐法亦比较常用，一般使用竹罐，放入锅内加水煮沸，使用时用工具将

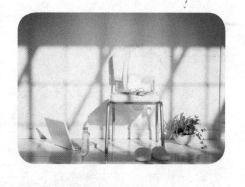

竹罐取出，口向下甩去沸水，用毛巾裹住罐口，趁热迅速扣在疼痛部位上，此法吸力较小，故操作需迅速，但也要防止烫伤。抽气法是现代新兴的一种拔罐方法，先将罐紧扣于皮肤之上，后用抽气筒从罐底部将空气抽出，此法简便安全，吸力易于掌握，近年来比较盛行。走罐法，又称推罐法，多用于肌肉较丰厚，面积较大的部位，如腰背部及大腿等，拔罐之前先在皮肤上涂抹润滑油脂，选择罐口较平滑的玻璃罐，吸在皮肤上之后，手握罐底，微微倾斜，缓慢推动，在皮肤表面循经推移，直至皮肤潮红为止。

　　拔罐看似简单，实则也有许多需要注意的地方。例如，拔罐多以肌肉丰厚、毛发较少的部位为主，五官七窍等均不宜拔罐；肌肉相对丰厚的部位留罐时间可稍长，肌肉薄弱的地方则时间宜短；拔罐时应减少移动体位，防止脱落，多个罐一起拔时不宜距离太近，避免牵拉产生疼痛；起罐时用手将罐口周围皮肤轻轻按下，使空气进入，罐则自行脱落，切勿硬拔；如拔罐后出现小的水疱，可不用处理，禁止挤破，使其自然吸收，或涂抹少量烫伤膏亦可；最后，有出血倾向，过度疲劳等身体状态不佳时不宜拔罐。

11．听说刮痧在保健养生中常用，它可以治疗类风湿关节炎吗？

张大妈：听说刮痧在保健养生中常用，它可以治疗类风湿关节炎吗？刮痧的作用原理是什么？

英萍医生：可以的。刮痧法即用特殊工具刺激人体经络及腧穴，从而达到疏通经络，行气止痛，活血化瘀，强身健体的目的。此法适应性广，操作简便，疗效良好，在民间流传甚广，深受百姓欢迎。

刮痧通过对特定部位的皮肤的刮拭，刺激人体末梢神经，能够增强机体的免疫力，对循环、呼吸中枢均具有镇静作用，促进神经体液调节，促进新陈代谢。故而刮痧对类风湿关节炎患者可以起到全身调节作用，促进疾病的康复。

12．"痧"到底是什么？

张大妈：到底什么是"痧"？通过"痧"的表现可以分辨疾病的轻重吗？

英萍医生："痧"者，"疹"也，是利用工具在人体特定部位进行刮拭，形成的大量成片红点，其形如粟，高出皮肤。"痧"的由来是由于患者饮食不节，劳累乏顿，又感受暑热燥气之邪，故而发为"痧病"，常于夏秋季节流行广泛，以头昏头涨、全身酸痛、倦怠乏力甚至四肢厥冷等症状为主。所刮出的痧颜色不同，代表着病位、病性不同，红色痧表明病在表，属轻症；紫红色痧表明病在半表半里，属中症；若刮出紫黑色大疱，则表明病在里，属重症。

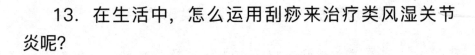

13. 在生活中，怎么运用刮痧来治疗类风湿关节炎呢？

张大妈：在生活中，有哪些刮痧器具？怎么运用刮痧器具来治疗类风湿关节炎呢？刮痧操作时有哪些注意事项？

英萍医生：首先是刮痧器具的选择，最好是选用水牛角制成的专业的刮痧板，其形状被做成不同大小的弧形，适用于人体不同的部位。如暂时不能寻得专业的刮痧板，则家中的汤匙、梳子背等，都可临时充当刮痧板。其次还需要润滑的介质，普通介质可使用水、食用油等，如加入不同的药物，则又可增加一定的药用作用，如姜葱汁或肉桂、川乌等制成的油剂具有温里散寒作用，红花油能够活血化瘀，威灵仙油可祛风除湿，等等。

病变在四肢关节时，沿四肢经络或病变关节呈离心方向刮，病变在脊柱部位时，沿督脉或足太阳膀胱经刮。刮痧也有一定的补泻手法，大体上对于实热证，可应用泻法，即按压力量大，刮痧速度快，操作时间短；而对于虚症，则采用补法，即按压力量小，刮痧速度慢，操作时间稍长。

刮痧亦有一些注意事项，如刮痧时应避开黑痣、手术瘢痕等部位，人体有孔窍的部位也不宜刮痧，刮痧后应休息半小时左右再起身活动，不要马上洗澡，并避免冷水浴。另外，有出血倾向的疾病、严重内科疾病、严重传染病等禁止刮痧，妇女妊娠期及月经期时腰骶部及腹部不宜刮痧；年老体虚、过劳、醉酒等均不宜刮痧。

14. 艾灸疗法可以治疗类风湿关节炎吗?

张大妈:艾灸疗法可以治疗类风湿关节炎吗?艾灸怎么被发现的呢?

英萍医生:艾灸也可以治疗类风湿关节炎,而且疗效显著。在遥远的原始社会,医学处于极不发达阶段,人们生病了之后多是用手或石头等去按,用火或者热的东西来熏烤,久而久之,灸法的雏形便出现了。后来经过历朝历代医家的传承与发展,才形成了现在我们所见的艾灸。

15. 艾灸治疗类风湿关节炎的原理又是什么呢?

张大妈:艾灸治疗类风湿关节炎的原理又是什么呢?

英萍医生:艾灸是通过对腧穴的刺激,经络的传导,从而使经络疏通,并能调和气血,平衡阴阳,调节脏腑功能,进而减轻病痛。因其热力的渗透,对一些因为寒邪、湿邪较盛的类风湿关节炎效果尤佳。除此以外,艾灸还可以消瘀散结、扶阳固脱,适用于阳气虚弱、慢性虚寒性的疾病。如腹痛腹泻、脱肛、厥逆等。艾灸还可以作为很好的保健方法,能够增强机体免疫力,达到治未病的目的。

16. 生活中治疗类风湿关节炎常用的艾灸疗法有哪些?

张大妈:艾灸有哪些特殊的灸法?每种疗法有哪些治疗作用?生活中治疗类风湿关节炎常用的艾灸疗法有哪些?

英萍医生:艾灸分为直接灸、间接灸和其他灸法。直接灸是将艾条一端点燃，在穴位上方 1 寸处熏烤，直到皮肤变红，感到灼热为止；或者直接将艾柱点燃放在穴位上燃烧，直至患者感到灼烫不能忍受，将原来的艾柱取下，换上新的艾柱。间接灸是指将艾柱点燃，放在姜片、盐、蒜片或药饼上面，再贴于皮肤穴位上的灸法。而其他的灸法则包括温针灸、雷火针灸、太乙针灸等，还有借助器具的灸法，如放入灸盒、熏灸器等。艾灸温经散寒，配合针灸疏通经络，如能联合应用，则效果更佳。

具体的艾灸方法如下。

（1）在患病疼痛的关节，选择直接灸，每日 1 次，连续灸 10 ～ 15d，对有晨僵症状、关节肿胀、疼痛有显著疗效。

（2）取穴灵台、至阴，以及督脉上的疼痛反应点，用熏灸器固定在上述穴位上，使之持久散热，热量向皮肤及肌肉关节渗透，开始时每日早晚各灸 1 次，连续 5d，病情缓解后可改为每日 1 次。

施灸时要严防烫伤，可将手放在施灸部位的旁边，感受温度，随时调节艾灸时灸条与皮肤的距离。一般来说，灸后皮肤会出现红晕，停止施灸后红晕会自行消失，严重至起疱者，可涂抹适量烫伤膏，注意防止感染。

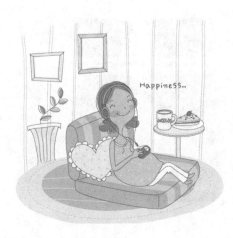

但是艾灸也有禁忌，例如，在醉酒、饥渴、劳累、惊恐以及情绪不稳定时都不宜施灸，剧烈运动后也应禁灸；孕妇施灸时也应慎重，腹部的穴位及一些具有活血作用的穴位应禁灸。

17. 什么是音乐疗法，音乐疗法治病的原理是什么？

张大妈：听音乐可以治病吗？音乐疗法治病的原理是什么？

英萍医生：音乐疗法是通过生理和心理两个方面的途径来治疗疾病。其治病的原理一方面，音乐声波的频率和声压会引起生理上的反应。音乐的频率、节奏和有规律的声波振动，是一种物理能量，而适度的物理能量会引起人体组织细胞发生和谐共振现象，能使颅腔、胸腔或某一个组织产生共振，这种声波引起的共振现象，会直接影响人的脑电波、心率、呼吸节奏等。

18. 音乐疗法可以治疗类风湿关节炎吗？

张大妈：听说音乐疗法治疗睡眠障碍效果好，它可以治疗类风湿关节炎吗？具体哪些音乐可以治疗类风湿关节炎呢？

英萍医生：可以的。首先是乐曲的选择。首选一些轻音乐，如传统音乐《渔舟唱晚》《平沙落雁》，外国古典乐《土耳其进行曲》《水边的阿狄丽娜》等，旋律优美，节奏缓和，能够让人放松心情，产生愉悦的情绪，起到镇静、止痛、安眠作用；其次可以根据心情选曲，如类风湿关节炎患者在疼痛发作时会产生焦躁的情绪，此时可以听一些《二泉映月》《梁祝》一类的曲子，能够缓和情绪，克制焦躁；患者因长久的病痛而感到抑郁时，可以听听《命运交响曲》《D小调第四十交响曲》等，能让人缓解悲痛的情

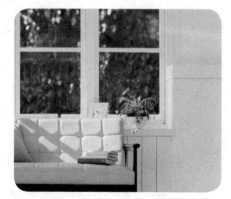

绪，产生积极向上、乐观的情绪。不同的音乐有着不同的功效，《仲夏夜之梦》能够安眠，《蓝色多瑙河》能够给人以希望，《红河水》《二泉映月》能够消除悲伤，《江南丝竹》《高山流水》能够养心益智。

音乐也可以配合其他方法来治疗类风湿关节炎，如在针灸前，选听一些慢节奏的轻音乐可以缓解紧张及恐惧的情绪。进行音乐疗法之前，要选择好舒适的环境，将光线调整柔和，并做好心理准备，闭目养神，或做几次深呼吸，能使音乐产生更好的作用。

第三讲 物理治疗

1. 什么是物理疗法，物理疗法有哪些种类？

张大妈：我听说一些物理疗法可以治疗我的疾病，那么什么是物理疗法呢？什么样的物理疗法有利于疾病恢复？

英萍医生：物理治疗就是通过一些物理因素作用人体来预防和治疗疾病的一种方法，也简称为理疗。那么这些物理因素都有什么呢？也就是我们常说的声、光、电、水、磁、蜡等诸多因素，比如现在经常用的理疗方法有紫外线疗法、水疗法、日光浴疗法、温泉浴疗法、沙浴疗法、泥疗法、激光疗法、热敷疗法、熏洗疗法、蒸汽疗法，以及一些体育疗法和蜂毒疗法，抓火疗法，拍火疗法。那么这些疗法主要有什么作用呢？大多可以起到消炎镇痛，缓解痉挛，松解粘连的作用，另外还可以兴奋神经及肌肉，防止肢体的萎缩，或者达到软化瘢痕的作用。有一些物理疗法还可以治疗过敏，杀除细菌，以及防治癌症，解热及发汗。物理疗法的应用范围很广，像各种炎症、心脑血管疾病，以及骨伤科疾病、神经系统疾病都很常用。那么也有一些人不可以应用物理疗法，比如比较严重的心脏病患者，动脉硬化患者，以及各种有出血倾向的患者，还有就是通过物理刺激会增长的肿瘤患者，以及一些消耗性患者及恶病质患者。而且应用的时候也有一些注意事项，为了使效果更好，可以选用两种方法联合应用，这两种可以相互交替进行，也可以先后进行。各种物理疗法也适用于类风湿关节炎患者。

2. 类风湿关节炎患者如何进行热疗法？

张大妈：能分别给我讲讲类风湿关节炎的几种物理疗法吗？比如什么是热疗法呢？

英萍医生：热疗法就是利用一些可以发热的物体贴敷在肢体上，达到消除肌肉痉挛，改善关节血液循环，消炎镇痛的作用，主要适用于由风寒湿邪导致的类风湿关节炎患者，比如我们可以利用热水袋外面缠裹上热水浸湿的毛巾，水温大概在50℃左右，稍凉后将其放在我们的双膝关节以上，达到祛风散寒的目的。也可以用一些质地较细的沙土或者是粗的盐粒儿炒热到50℃左右，然后放入到致密的布袋中将布袋摊平放在得病的关节处，比如放在双手指尖关节以上，如果是生活在海边的患者，也可在一天中温度较高的时候来到海边的沙滩上，直接将双手或者患处埋于温热的沙土之内。还可以用铁末以及一些中药，比如防风、当归、川芎、透骨草等用醋调和之后炒热放入布袋，待温度在50℃左右之后放在患处热敷，临床上叫作坎离砂，其温度保持时间较久。还可以用中药透骨草、桑枝各60g，细辛、羌活、独活各30g，用水煎出汤剂，取药液50～1000ml，将毛巾放入药液中浸湿，凉至50℃左右敷于患处，每付药剂可用3次。

3. 什么是冷疗法？

张大妈：那么什么是冷疗法呢？

英萍医生：冷疗法就是利用一些有寒冷性质的物体来接触肌体，比如冷水、冰雪，以及质地比较凉的石头，以达到促进机体康复的作用。与热疗法不同，冷疗法具有消热消肿、疏通气血、调和脏腑的功能。冷疗法在古代的《黄帝内经》中早有论述，主要用于治疗热性疾病。对于类风湿关节炎的患者，可以治疗由风热之邪或湿热之邪导致的关节疼痛，肌肉肿胀。

首先可以选用冷水来进行全身的擦浴或者局部的冷浴，局部冷浴可以分为半身冷浴和坐位冷浴，如果家中有浴缸，可以在家中进行，如果没有浴缸，可以在自然界中，比如河水、海水或井水中进行，一般要选用20℃以下的水域。治疗时间最好选择在临睡前，时间长度以30～60min为宜，可以每天1次，也可隔天1次，一般以5～7次为1个疗程。冷浴过后要以毛巾擦干身上的水，然后再入睡，但是要特别注意，有严重的心脑血管疾病，肺脏、肝脏、肾脏系统疾病的人群不宜使用，以及年老体弱的患者也应该慎用。而且冷浴之前可逐渐降低温度至20℃，不应刚开始应用即用比较寒凉的水，要让患者适应之后再长期坚持。

　　除此之外，还可以选用寒凉的石头、金属块及冰块儿外敷病变的部位，每次以 20 ～ 40min 为宜，一天可进行数次，10 ～ 15d 为 1 个疗程。

　　也可用冷水浸泡毛巾于 20℃以下的水中，然后拧干敷于患处，并可配合冰块按摩病变部位，主要治疗肢体关节的灼热肿痛，每次 20 ～ 30min，3 ～ 5 次为 1 个疗程。

4. 如何进行石蜡疗法？

　　张大妈：大夫，我听说石蜡疗法也可以治疗我的疾病，如何进行呢？

　　英萍医生：石蜡疗法是利用石蜡，熔点比较低，凝固之后可以在局部形成保护膜，利用热蜡的温度来治疗疾病的方法。石蜡在加热融化后涂在病变部位的表面，可以使皮肤内的毛细血管扩张，促进血液和淋巴的循环，也可利于水肿和血肿的消失，并且能够增加汗液的分泌，具有温热的作用，能够促进人体的新陈代谢，对于各种的慢性炎症疾病，以及关节炎、滑膜炎、腱鞘炎等有较好的治疗作用，尤其适用于关节的强直，术后的粘连，关节活动的障碍及瘢痕的恢复，另外其还有镇痛解痉的作用。随着石蜡在冷却过程中凝固，体积缩小，对皮下组织有机械性压迫作用，能减少渗出，对扭挫伤也有疗效。

　　热蜡疗法适用于各种的扭伤、挫伤，以及关节炎，还有神经炎和神经痛的患者。但是体内有高热及恶性肿瘤，以及肺结核和出血倾向的患者，不能应用。有心、脑及肾衰竭的患者和婴幼儿也不可应用。应用的时候要注意石蜡加热必须隔水加热，否则会烧焦或燃烧，用过一次的石蜡可反复应用，但由于应用过后其黏滞度下降，应每次应用后再加入一些新的蜡。热蜡的温度因人而异，以可耐受为宜。医用蜡中不能加入水分，以免引起烫伤，如在融化中出现啪啪声和泡沫，则表示含水。脱水的方法是将蜡加热到100℃以上，并不断搅拌，等啪啪声消失，即说明水分散失，可以应用。

蜡疗的方法有很多种，这里先跟你介绍比较简便的三种，第一种就是用蜡饼敷贴的方法。可以取一个瓷盘，在瓷盘内放一层胶布，将融化后的石蜡倒入盘内，待石蜡冷却后，大概温度在50℃左右，连同胶布一起取出，敷于患处，每次治疗30～60min，每日或隔日1次，20次为1个疗程。

第二种可将加热融化后的石蜡放入橡皮袋中，然后将橡皮袋摊平，放在需要治疗的部位。

第三种叫蜡液浸泡法，这种方法需要大量的石蜡，将其融化后放在容器内，约50℃，然后将病变部位浸泡在蜡液中，每日1次，每次30～40min，20次为1个疗程。

5. 什么是磁疗法?

张大妈：能为我介绍一下磁疗法吗？

英萍医生：磁疗法就是利用一些带有磁场的物体，放于人体的病变部位或穴位，以达到治疗疾病的目的。中药中有一味药叫作磁石，此味药剂主治风湿痹痛，肢节肿痛。此疗法的操作比较简单，无痛苦，也无损伤，安全可靠，因此是类风湿关节炎患者治疗关节肿痛，炎性渗出的常用方法。其中最常用的是磁片贴敷法，患者可以自行选用磁场强度合适的磁片，将磁片贴附在病变的部位或病变部位周围的穴位上。如果患者对磁

片过敏，可于磁片下放置薄纸，再以胶布固定。年老体弱者要从小剂量的瓷片开始应用。贴瓷片的方法，可以连续治疗 5～7d。然后休息 1～2d，再继续治疗 5～7d。3～4 周为 1 个疗程。如患者出现心慌、恶心、呕吐、头晕、乏力、嗜睡、低热等症状，要暂停使用。

6. 什么是蜂毒疗法?

张大妈：能为我介绍一下什么是蜂毒疗法吗?

英萍医生：蜂毒疗法就是利用蜜蜂的毒素来治疗疾病的方法。它可应用于类风湿关节炎的疼痛部位，一般取穴的部位主要在环跳、委中和坐骨神经循行的部位。此种疗法由于用到了蜂毒，所以心脏病患者及过敏体质的患者禁用此法。操作上主要是用镊子夹住蜜蜂的一只翅膀，然后轻轻地捏住蜜蜂的腰腹部，将它的尾部放在患处，待蜂针刺入到机体后，再用手轻轻挤压其腹部，促进蜂毒尽量的注入人体。患者每天要被蜜蜂螫 12 下，分为 3 次，每次 4 下，每次螫过之后要停 1min 才能进行第二次。做完一次之后患者休息 10min，疼痛即可减轻。此种疗法要注意，被螫 15min 后不能乱动，并且用蜂毒疗法治疗前不宜饮食过饱，也不能饮用含有酒精的饮料，此疗法前 5 天及治疗期间不能服用任何药物。治疗过程中会有局部的疼痛和肿胀，待治疗停止几天

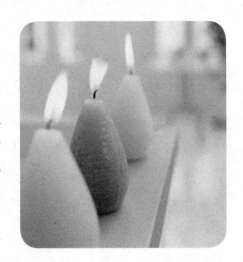

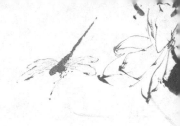

后会有好转。

7. 什么是拍火疗法?

张大妈：大夫，什么是拍火疗法呢？

英萍医生：拍火疗法就是将一些中药磨成粉末扑在患处，然后盖上几层白色的布块，再在其上洒上酒和醋，然后通过点燃加热的作用来达到治病的目的。

此种疗法可以选用防风、荆芥、川芎、川椒等各12g磨成细末，然后准备食醋和75%的酒精，白布数块折成大小不等的6～8层的方形布块儿，橡皮胶布数块，剪成大小不同、类型不同的橡皮条或空心方形橡皮块。让患者仰卧位暴露需要拍火疗法的部位，将橡皮条或空心方形橡皮块固定在受治部位的周围。将药粉撒在要治疗部位的皮肤上约1cm厚。选择适合大小的布块覆盖住皮肤表面，在上面洒少许酒精和醋，直到醋浸透剩下全部的布层为止，然后再洒少许的酒精点火。当火点燃后，如患者感觉灼热疼痛，即用棉垫轻压将火熄灭，约经1min。隔4～5min再进行第二次，可再加醋与酒精少许，重新点火，如此重复5或6次，每天治疗1次，10d为1个疗程。如患者在治疗过程中感到灼痛，不可耐受，要立即用棉垫将火熄灭。皮肤过敏者禁用此法。

8. 什么是穴位注射疗法?

张大妈：我可以选用穴位注射疗法治疗吗？

英萍医生：穴位注射疗法就是用注射器在人体的一些穴位中注入一些药液，以达到治疗疾病的目的。穴位注射疗法的优点在于不像针灸，它可以在注射后就活动，穴位注射后机体吸收药液，对治疗的效果维持的时间比较长。临床上治疗类风湿关节炎可以选用当归、红花、丹参、板蓝根、川芎嗪、脉络宁、柴胡等药，可以选用维生素 B_1、维生素 B_{12}、维生素C，以及神经生长因子。用 2～20ml 的 5~7 号注射器针头。在病变部位选取肌肉丰厚处的一两个穴位进行注射。操作方法主要是找准穴位后，进行消毒，用注射器吸入药物，然后将针快速刺于皮下，采取斜刺或直刺，深度达到一定值后用提插手法使之得气，然后回抽注射器，无回血即可将药物注入，推针完毕，用消毒棉球压迫。注意在操作的过程中一定要无菌操作，并且要检查药物是否过期，注射药物不应注入关节腔及髓腔或血管内，也要避开主要的神经干，并且刺入深度不宜过深。老年体弱者注射部位及药量都应减少，孕妇不宜做此治疗。

第四讲 食疗药膳

1. 类风湿患者平时应该怎样做饮食调养？

张大妈：大夫，我平时应该在饮食上注意多吃点什么食物呢？

英萍医生：大妈，类风湿关节炎的患者由于病程比较长，疾病迁延难愈，常呈现出进行性的营养不良的特征。随着病程的延长，患者经常会出现蛋白质消耗过多，维生素缺乏过多，并且常常会产生低热及肌肉萎缩，或缺钙、贫血等症状。所以平时在饮食的摄入上尤其要注意可以进行性补充维生素，蛋白质，以及一些含钙较高的食物。比如在平时的饮食中可以多食用一些干果类的食物，例如核桃、榛子、松子等，另外可以摄入一些能够补充人体维生素及微量元素的食物，比如葡萄干、枸杞、猕猴桃等。在补充钙剂的时候可以多食用一些排骨及骨髓或者是由脊骨熬制的汤，另外也可食用一些奶制品来补充钙的摄入。还可以食用一些动物肝脏，比如鸡肝和猪肝来补充人体的铁剂，另外也可以食用大枣来补充人体的血液，防止贫血。大枣有补气生血的作用，但每日的食用量不宜过多，以三颗大枣为宜，防止滞胃产生纳呆的情况。

2. 类风湿关节炎患者有哪些饮食禁忌？

张大妈：我在吃饭的时候应该注意少吃点儿什么呢，或者什么食物不能吃呢？

英萍医生：大妈，由于类风湿关节炎的患者体内会大量流失微量元素，钙质，以及血红蛋白，所以在饮食的过程中要注意减少食用能够消耗掉蛋白质、血细胞及微量元素的食物。像老年人比较爱喝茶，年轻人比较爱喝咖啡，茶和咖啡都是会影响钙质吸收的饮品。由于类风湿关节炎的患者因为消耗性的关系会产生低热的症状，所以平时在饮食中应该注意不要过多的食入一些腥膻之品或者是油腻之品，尤其是在春天不要过多地食入羊肉及狗肉。在水果方面，像柑橘类的水果会产生火热之邪，应该尽量少的摄入。另外，平时的饮食中应该尽量

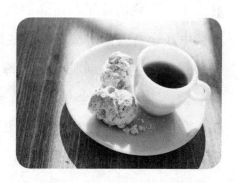

少地摄入一些油炸的或者是煎炸的食品。当然，这些食物并不是完全的禁忌，摄入的时候应该注意摄入的量及摄入的时间，比如春季就不应该过多摄入温热之品。秋季尽量少摄入一些火热性质的水果像橘子、火龙果等。茶和咖啡的饮用要注意饮用的频率。另外，在饮茶的时候不宜饮用浓茶。

3. 得了类风湿关节炎可以吃蜂王浆吗？

张大妈：大夫，我平时可以吃蜂王浆吗？对我的疾病有好处吗？

英萍医生：蜂王浆是众多蜂产品中含有营养物质较高的一种食物。蜂王浆是蜂巢中的幼虫分泌出来的一种浆液，专门供应蜂王来食用，所以称为蜂王浆。蜂王浆由于含有很高的营养价值，所以一般蜂王可以存活 5～7 年，而普通的工蜂只能存活 1 年到半年左右。蜂王浆也分很多品种，由于采摘花粉的蜜蜂的品种不同，年龄不同，以及这些蜜蜂采摘的季节不同，还有所采摘花粉的植物的不同，其所产生的蜂王浆的成分也有所不同，但是毫无疑问，蜂王浆中含有多种微量元素及营养物质，比如蜂王浆中含有丰富的蛋白质，而且多达 12 种以上。蜂王浆中还含有人体所必需的氨基酸，优质的蜂王浆所含的氨基酸量可达到 8 种以上，顶级的蜂王浆所含的氨基酸可达 20 种以上。另外，蜂王浆中还含有人体所必需的一些糖类，比如葡萄糖、蔗糖、果糖、麦芽糖等。实验人员同时也在蜂王浆中提取到包括核酸及肽类等物质。其中也包含了 B 族维生素，比如维生素 B_1、维生素 B_2、维生素 B_6、维生素 B_{12} 等，还有维生素 C、维生素 D 及叶酸、泛酸。另外还有丰富的脂肪酸，多达 26 种以上。由此可见，蜂王浆几乎涵盖了类风湿关节炎患者所需的各种营养物质。所以经常饮用蜂王浆，对疾病的恢复有一定的好处，也有助于日常的调养。蜂王浆在日常使用的时候可以每天服用 1 次。如果是胃病的患者，可于饭后服用。如果胃肠功能较好，可以于晨起空腹服用。每次服用 5 ～ 10ml。服用的时候可以把蜂王浆放入口腔慢慢含化，以利于吸收或者用温开水将蜂王浆与蜂蜜和蜂胶一起调服，不可用滚烫的开水来冲服，以免蜂王浆内的营养物质失活。初服蜂王浆的患者，可以从 5ml 开始含服，如无明显不适，可以逐渐加量，蜂王浆的储存要格外注意。一般在 － 7 ～ － 5℃为宜，也可冷冻保存。由此可见，蜂王浆对疾病的恢复有缓解作用，可以连续服用 2 ～ 3 个月，会达到疼痛明显减轻的效果。

4. 类风湿关节炎的患者可以喝酒吗?

张大妈：大夫，我平时可以喝酒吗？一般可以喝一些什么种类的酒呢？

英萍医生：酒属于辛辣之品，其性质比较热。服用之前首先要辨别自己的体质，如果为阴虚火旺的体质，或者是湿热证候的患者则不适合过多的饮用酒类，尤其是一些滋补类的药酒。阴虚体质的人多表现为两颧部泛红，身体比较消瘦，常有夜晚盗汗的症状或者是下午潮热的表现，心情经常烦躁，并且容易发怒，会有口干口苦的症状，这样的人伸舌一看，舌头的颜色比较红，舌苔比较少。湿热体质的人多表现为肢体比较困倦，并且这样的人伸舌一看，舌苔比较黄，经常会有一些湿疹产生或者会有一些消化道的症状，比如恶心、呕吐、厌食，每日排便经常是稀便，小便是颜色发红并且短少的，有时全身还会出现颜色发黄的症状。或者在关节炎的初发期，也就是急性期，也不适宜饮用酒类。但是对于一些寒湿体质的人或者是虚寒体质的人，则可以适量地饮用一些药酒，对疾病的恢复有一定的作用。如果你要配制药酒的话，可以根据体质来选择药

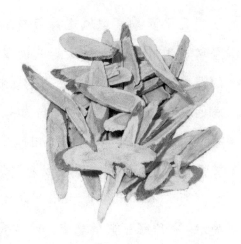

物，如果为寒性体质，可以选用附子、淫羊藿、红花、当归、川芎、山茱萸等来入酒，以达到祛除风湿寒证，舒筋通络，健脾益肾的作用，可以用于一些脾胃虚寒、肾阳亏损及风寒湿痹的患者，但是孕妇忌用。

下面为你介绍几种临床上效果比较明显的药酒。

（1）五加皮酒：五加皮 150g，丹参 90g，桂皮 30g，当归 30g，炙甘草 30g，制附子 10g，薏苡仁 25g，木通 30g，川芎 10g，白酒 2500ml。此款药酒具有祛除寒湿之邪，治疗痹症疼痛的作用。尤其对关节发凉、疼痛，手脚颜色苍白，拘挛的患者效果明显。

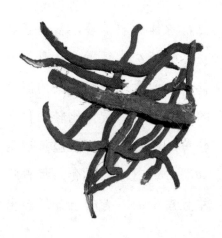

（2）石斛酒：石斛 60g，丹参、防风、白术、黄芪、川芎、山药、杜仲、党参、五味子、茯苓、陈皮、当归各 30g，炙甘草 15g，白酒 2500ml。此款酒具有益气健脾，祛除风湿，活血止痛的作用。尤其适用于

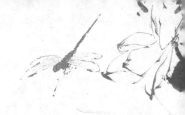

一些气血不足，脾胃虚弱的类风湿关节炎患者。

（3）牛膝酒：牛膝 40g，秦艽 40g，天冬 60g，薏苡仁、独活、制附子、五加皮、丹参、杜仲、酸枣仁、淫羊藿各 40g，白酒 7500ml。此款酒能够补益肝肾，祛风胜湿。尤其适用于由于肝肾不足所导致的以经脉拘挛，筋骨关节屈伸不利及疼痛为主的类风湿关节炎患者。

（4）杜仲酒：杜仲 80g，蛇床子、川芎、防风、当归、细辛、石斛、秦艽、川椒各 60g。此款酒能够强健腰膝，活血止痛，驱寒胜湿。尤适用于腰部及膝关节与足跟有冷感，怕风及疼痛较甚的患者，另外对于关节屈伸不利者效果明显。

（5）蛇酒：白花蛇 1 条（取肉 200g），羌活、天麻、当归、秦艽各 80g，防风 40g，糯米酒 3500ml。此款酒用于祛风除湿，通痹止痛，尤适用于因风寒湿邪导致的肌肉、关节疼痛，麻木及半身不遂的患者。

5. 可以摄入糖类、脂肪和盐类吗？

张大妈：我平时的饮食中可以吃一些含糖较高的食物或者是含脂肪较高的食物吗？

英萍医生：糖类和脂肪都是可以摄入的，但是要尽量少用。因为在治疗类风湿关节炎的时候会选用一些药物，其中有一部分属于糖皮质激素类的药物。糖皮质激素类的药物会影响我们的血糖代谢，所以有的时候会使我们血液中的血糖数值增高。尤其是本身已经有糖尿病的患者，就更不应过多的食用糖类。另外，糖类会导致某些过敏反应，会加重类风湿关节炎患者的滑膜炎症状，会导致关节疼痛肿胀加重。

脂肪类物质含油脂比较多，使血液中血脂、胆固醇及三酰甘油增高的可能性加大。血液中的脂肪含量如果加大，就会造成心脏、大血管及脑的一些主要的血管产生动脉粥样硬化。会产生脂肪分解后的一些

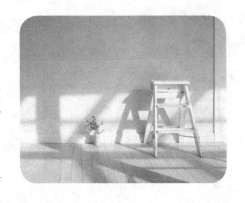

酮体及酸类（如花生四烯酸），这些物质都是导致类风湿关节炎的重要因子。这些因子会加重骨质疏松及关节损害，使类风湿关节炎患者的局部关节症状加重。食物脂肪过多，还会使脾胃中的消化功能产生障碍，导致胃肠中有大量不易消化的食物，进而产生郁热形成脾胃湿热型的体质。所以不但要减少脂肪的摄入，平时做菜时也要严格控制放油的量。

日常饮食，不管做什么食物，我们都会加入一些盐分，那么在用盐量上要控制得十分精细，不能过多地食用盐类。如果体内盐分过高，就会使细胞大量的吸收水分，最后导致钠盐的潴留及水液的停留，最终导致关节肿胀的加重。在北方的高海拔地区，人们爱吃一些含盐分比较高的腌制类的菜品，这些都是对类风湿关节炎的不利因素。

以上这些因素都是对类风湿关节炎产生的不利因素，所以在日常的饮食中应格外注意，尽量限制糖类、脂肪以及盐类的摄入。

6. 日常可以饮用牛奶及酸奶吗？

张大妈：大夫，我平时可以喝一些牛奶吗？喝牛奶对于我

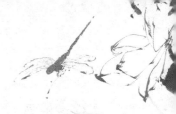

的疾病是有好处还是有坏处呢？酸奶呢？

英萍医生：类风湿关节炎的患者会产生一些骨质疏松的症状，尤其到了晚期会有一些关节的破坏。这就需要患者适当的补充钙剂，以及维生素 D，并且尽量地增加日照时间，补充营养物质的摄入。一谈到补钙，人们首先想到的就是通过饮用牛奶来补充体内流失的钙。但是类风湿关节炎患者在服用牛奶的时候要格外的注意。并不是每个患者都适合用牛奶来补钙。

由于牛奶中含有多种蛋白质及氨基酸，这些蛋白质会产生一些抗原抗体的反应，如果有一些过敏体质的患者在服用牛奶后会产生过敏症状加重的结果。类风湿关节炎属于免疫系统疾病，这些抗原抗体的反应可能会对疾病有加重的作用。另外，很多类风湿关节炎的患者属于脾虚湿热型，这种类型的患者饮用牛奶后会出现腹痛腹泻的症状，也要慎用。

如果类风湿关节炎的患者服用牛奶无过敏的症状，并且也不属于湿热体质，牛奶是一种比较好的，能够补充类风湿关节炎患者缺钙症状的食物。

日常生活中有一些患者对牛奶过敏或者是吃过之后有胃肠道不舒服的症状，会改用酸奶来进行补充体内的钙剂也不失为一个好办法。酸奶适用于一些身体营养不良、气血不足，以及身体虚弱的患者，尤其是一些肠道干燥的便秘患者。

所以在平时饮用牛奶及酸奶的时候要根据我们的体质来选择。不能盲目食用。

7. 可以吃海鲜吗？

张大妈：我平时比较喜欢吃海鲜，得了这个病以后还可以吃海鲜吗？是否对我的疾病有不好的影响呢？

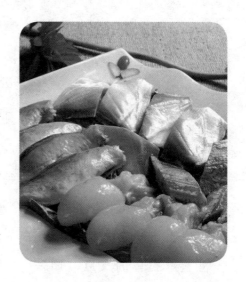

英萍医生：海鲜，也就是我们平时所说的一些海产食物，它包括了鱼类、虾类、贝类等。是否能食用海产品，对于类风湿关节炎的患者不能一概而论。比如鱼类，鱼类中含有的脂肪酸对类风湿关节炎有预防的作用，并且其对软骨有保护作用，可以防止类风湿关节炎的患者膝关节的软骨受到损害。但是一些海鱼中又含有较高的尿酸，尿酸在人体内吸收后比较容易在关节的部位形成一些结晶，叫作尿酸盐结晶。这些尿酸盐结晶会加重类风湿关节炎患者的关节症状，使关节疼痛加重，并且想去除这些尿酸盐比较难，也不利于治疗。所以食用水产品的时候尽量不食用海鱼，而可以食用一些鲤鱼、鲫鱼、乌鱼及鳝鱼。这些鱼肉中含有多种维生素，以及一些钙、磷、铁等离子。其中鳝鱼还有除风湿强筋骨的作用，对类风湿关节炎的恢复有好处。

所以食用海产品的时候要注意不应在疾病的急性期，也就是发作期食用，发作期多有关节肿痛的症状，食用海鲜后会加重关节肿痛。另外，海鲜的性质较凉，对于一些证候属于脾胃虚寒证型或者是脾胃虚弱证型的人，不适宜食用海鲜。这样的患者平素就有胃痛、不易消化食物、嗳气打嗝的症状，食用海产品之后，会使症状加重。可等到症状平稳，疾病相对缓解之后再来食用。

8. 患者可以喝茶吗？如果可以喝，选什么茶呢？

张大妈：我平时喜欢喝一些茶，多是红茶绿茶之类的。得病之后还可以继续喝吗？

英萍医生：之前我们讲到喝茶不利于钙质的吸收，并且还会导致钙质的流失，而类风湿关节炎的患者由于会产生一

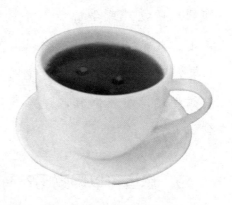

些骨质疏松及骨质破坏的症状，所以不建议喝茶，如果想要喝茶，我们可以喝一些代茶饮的中药饮品。下面就为你介绍几款代茶饮的方剂。

（1）肉桂饮：肉桂 2g，威灵仙、当归、小茴香各 5g。将药物切碎放入茶杯内，倒入沸水，等待 15 ～ 20min 后即可饮用，每日可以此代水来饮用，此款药茶具有散寒止痛，温养腰肾的作用，适用于一些腰背酸痛，背后发凉，四肢发冷，活动不利的患者。但要注意，喝此药茶时忌食生冷食物，避免受寒伤风。

（2）伸筋饮：伸筋草、黄芪、鸡血藤各 5g。此款药茶适用于气血不和、腰膝酸痛的类风湿关节炎患者。具有通络止痛、益气活血的功效。

（3）寄生饮：桑寄生、杜仲、独活各 5g，将药物切成碎块放入茶杯，倒入沸水，15 ～ 20min 后可饮用，此款药茶能够去除风湿，滋补肝肾，适用于肝肾不足或久居湿冷之地所导致的腰背酸痛，四肢沉重，屈伸不利，行走不便，四肢寒冷的患者。服用时应注意保暖，避免接触寒冷天气及冷水，并加强体育锻炼。

（4）薏苡仁饮：薏苡仁、羌活、独活、苍术各 5g，将药物切成碎块儿或砸碎放入茶杯内，倒入沸水，20min 之后即可饮用。此款药茶可以祛除风湿痹痛，尤适用于体内湿邪较重的患者，这样的患者症状可见四肢沉重，疼痛麻木，活动不利，肢体疲倦，少气懒言，注意饮茶时要加强肢体活动，并避免接触冷水。

9. 患者可以喝粥吗？有没有效果比较好的药粥？

张大妈：我自己在家熬粥的时候可以加入一些中药，做一些药粥进行饮食的调理吗？

英萍医生：当然能，大妈。俗话说"吃什么补什么"，中医讲究药补不如食补，所以在饮食中可以加入一些中药来进行调理，能达到事半功倍的效果，疗效比较持久显著。下面就为你介绍几款疗效显著的药粥。

（1）猪肾粥：猪肾 1 对，粳米 100g，薤白 10g，防风 1g，葱白 3 根，人参 3g。将人参、薤白、防风研末，与猪肾一起下入到熬煮粳米的锅内，小火慢煮，快出锅时再加入葱白，喝粥吃肾。此款药粥健脾和胃，适用于肢体困倦，头晕乏力，气息低微，腰膝酸软的脾胃虚弱的老年人。

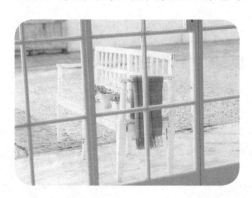

（2）锁阳粥：锁阳 30g，粳米 50g，将锁阳洗净切碎，加入到熬煮粳米的锅内，服用时单喝粥，不吃锁阳。此款粥具有补益肝肾，强健脾胃的作用，适用于肝

肾不足及脾胃虚弱导致的肢体关节痿软，腰膝酸痛，周身乏力的患者。

（3）石膏粥：石膏 100g，大米 100g，此石膏为生石膏，将其用水煎煮，去除杂质后取出汁液，加入到熬煮大米的锅内，分两次服用，这款粥可以清热化湿，通络止痛，尤其适用于类风湿关节炎的湿热蕴结证型的患者，这样的患者一般可以看到身体的小关节会有红肿热痛，摸上去皮肤的温度比较高，喜欢触碰凉水。生石膏的性质为寒性，服用后会减轻湿热蕴结的症状。

（4）芝麻粥：黑芝麻 6g，白米 30g，砂糖或白蜜适量。将黑芝麻炒出香味，加入到熬制白米的锅内，再加入砂糖或白蜜。此款粥可于早餐食用，其功效主要为补肾健骨，润肠通便，适用于由于肝肾不足导致的风寒湿邪内侵引起的肌肉关节疼痛，以及大肠干燥所致便秘的患者。黑芝麻具有补钙的作用。另外，由于其含有的油脂丰富，还有通便的作用。

（5）黄芪粥：黄芪 50g，桃仁 10g，大米 100g，白糖 15g。将黄芪与桃仁用水煎煮，去除杂质后加入到熬制大米的锅内，与白糖搅拌相融，可以分两次服用。此款药粥具有益气活血通络的作用，尤其适用于气虚血瘀，肢体挛急，痿软麻木，疼痛，手足肿胀的患者。

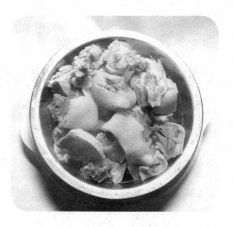

10. 治疗类风湿关节炎的药膳都有哪些？

张大妈：我知道现在都用食疗药膳来进行保健养生。我的疾病有什么药膳适用于疾病的康复吗？

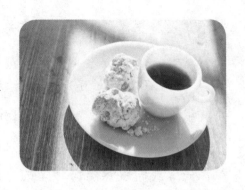

英萍医生：饮食中有很多营养物质可以改善人们的体质，提高人们抗病的能力，并且有预防疾病的作用。所以早在古代就有理论指出：五谷为养，五果为助，五畜为益，五蔬为充。现代人利用一些谷物、水果、蔬菜，以及动物的肉类，加入到饮食当中去来治疗疾病或预防疾病。作为类风湿关节炎的患者，可以根据自身体质的不同，选取有益我们体质的饮食，做成药膳来服用，对疾病有极大的好处。但是在选择烹饪方法的时候，要切记不应采取烤、煎、炸、爆炒等烹煮方式。这些烹煮方式容易破坏食物中的有效成分，以致无法被人体吸收。另外，药膳的量应先从小剂量开始服用，如身体无异常反应，可常规使用，下面就介绍几种常用的药膳。

（1）沙苑炒藕片：莲藕350g，洗净切成片，沙苑子10g，洗净备用。煎锅在火上大火烧热，倒入花生油，烧至五成热，放入藕片与沙苑子，精盐，味精，胡椒粉快速炒熟，此药膳可以达到祛风湿强腰骨的作用，适用于风湿痹阻型的类风湿关节

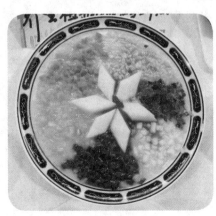

炎患者。

（2）苁蓉海参面：肉苁蓉20g，洗净切成片，海参150g洗净切成条状，鸡蛋1个，用油煎成荷包蛋，大枣4枚洗净，去核，面条100g。锅内倒入清水800ml，大火烧开后放

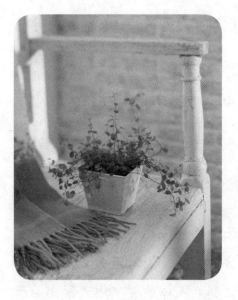

入肉苁蓉、大枣先煮 50min，再放入海参与面条煮至熟烂，最后用精盐，鸡精和香油调味儿，出锅前撒入葱花，连服 7d 为 1 个疗程，此药膳的功用为补益脾肾、补虚润燥，可以治疗类风湿关节炎导致的腰腿无力，筋骨拘急等症。此药膳实证、热证，以及感冒的急性期患者，不宜食用。

（3）砂仁鹌鹑：鹌鹑 6 只，去除内脏及毛，放入沸水锅中煮沸，倒去血水切块备用。锅中倒油大火烧热，加入葱、姜段炒香。放入鹌鹑翻炒，加入酱油上色，最后放入砂仁 15g，小茴香 20g，肉桂 10g，并加入料酒与 500ml 高汤。加入精盐、鸡精、胡椒粉转小火煮 1h，汤汁渐浓即可出锅，此药膳具有祛除风湿，温肾散寒，行气止痛的作用，适用于风湿及类风湿引起的腰腿疼痛，周身乏力的患者。

（4）豨莶草炖羊肉：羊肉 200g，洗净，沸水烧开，5min后捞出切小条备用。豨莶草 50g，煮开去渣取汁。锅中倒水烧沸放入羊肉，加入葱、姜、花椒及料酒，中火煮 30min，加入豨莶草药汁，小火炖至肉烂。加入精盐、味精调味，吃肉喝汤即可。此款药膳有祛除风湿，活络止痛的作用，可以应用于类风湿关节炎导致的腰膝酸软无力，四肢麻木痹痛的患者。

（5）扁豆苡仁汤：锅中放入清水，将扁豆 10g、薏苡仁 10g、藿香 6g 一起放入，大火烧开，小火煎 30min 后去渣取汁，每天喝 2 次，此药膳适用于初秋湿热之邪旺盛，脾胃湿热导致的风湿痹痛等患者。

11. 如何通过食用蚂蚁来治疗类风湿关节炎？

张大妈：大夫，听说我这个病可以通过食用蚂蚁来治疗，真的是这样吗？如何使用蚂蚁呢？

英萍医生：大妈，看来现在你对这个疾病已经有了一定的了解，的确如你所说，蚂蚁属于动物药，在古典医书中，认为凡是动物类的药都具有善于走窜的作用。类风湿关节炎多是由于风邪夹杂着寒湿之邪或湿热之邪在人体的关节中走窜而导致的疾病，所以可以适当选用一些动物类的食品来治疗疾病。蚂蚁在《本草纲目》中具有补虚、止痛、抑菌的功能，是适合类风湿关节炎患者使用的一种药食同源的物品，另外它还可以治疗神经衰弱肝炎及阳痿等。蚂蚁中含有很多人体必需的微量元素，以及一些生物碱，并且还有一些抑制细菌的作用，还能增强人体的免疫力。所以适当的选取服用，对疾病的恢复和日常的保健都有一定的作用。

使用蚂蚁之前一定要注意一些事项，比如我们要根据自己的体质来应用，像一些阴虚阳亢的患者或者是过敏体质的患者，就不宜服用蚂蚁类制品了。如果不知道自己是什么体质，一定要先小剂量的应用，看无任何不适的反应，再继续用常规量来使用。那常规量是多少呢？每次蚂蚁的干品量以 2～5g 为宜，一般每日服用 3 次。如果服用蚂蚁卵，每次用量以 9～15g 为宜，每日服用 2 或 3 次。如果是外用蚂蚁时要采用有毒的品种，比如黄蚂蚁，根据我们关节疼痛的部位选取适量加工蚂蚁后再

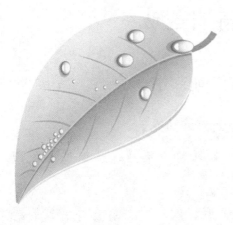

外涂使用。像黄蚂蚁这种有毒的蚂蚁接触皮肤时容易引起皮炎，所以应用时先小面积试用，无过敏反应，之后也只能在患处应用，不能涂在健康的皮肤上，如果涂抹过后出现一些刺痛感或发红灼热感，形成丘疹，则应立即停止使用，并且外用磺胺软膏来进行治疗，一般 4～5d 即可消除过敏反应。

蚂蚁类制品有几种可以自己在市面上来进行选购，也可以根据自身的情况来自己制作，比如可以将蚂蚁研成细粉做成粉剂，也可以将研后的粉末装入胶囊做成胶囊剂，市面上卖的蚂蚁制品也有一些将蚂蚁粉压制成型作为片剂，或者将一些蚂蚁粉剂干燥后提取有效成分做成冲剂，或者将蚂蚁浸泡，煎煮，浓缩之后兑入一些辅料，做成膏剂，或者将蚂蚁粉加入蜂蜜制成丸剂，以及用酒浸泡后做成酒剂，还有一些可以做成蚂蚁酱，或者将蚂蚁卵炒黄后使用，或者做成蚂蚁醋，还可以将蚂蚁与野果熬制后过滤，形成蚂蚁饮。也可将蚂蚁捣成糊状，做成蚂蚁糊。

蚂蚁制品有多种形式，使用的时候无外乎两种，一种就是内服，另一种就是外用。内服的蚂蚁多具有滋补肝肾，强精壮骨，通筋活络，祛风止痛的作用，多为无毒的蚂蚁。外用的蚂蚁，比如黄蚂蚁黑蚂蚁等都是有毒的，不可以内服，这点在应用的时候一定要注意。内服的蚂蚁可以直接服用，也可以用黄酒送服。外用的蚂蚁就一定要局限在患处涂抹。

第五讲 导引运动

1. 类风湿患者平时应该如何练功?

张大妈:大夫,我平时应该如何练功呢?

英萍医生:大妈,你平常可以练练五禽戏,头面部保健功这类的功法。

(1)五禽戏,就是模仿虎、鹿、熊、猿、鸟五种禽兽的游戏动作,而编成的一套锻炼身体的功法。可以单练一种或其中的几种。下面我给你说说怎么练习这种功法。预备姿势:两脚跟靠拢呈立正姿势,眼睛看着正前方,上肢自然下垂。每种戏以左式举例,左、右式动作相同,方向相反。

虎戏:①屈膝,两腿弯曲,半蹲,将身体的重心移到右腿,左脚前脚掌轻轻点地,靠在右脚的内踝处;同时两手握拳放于腰间,拳心向上,目视左前方。②左脚向左前方向前一步,右脚跟进半步,重心在右腿上。左脚掌轻点地;同时两拳面相对提到胸前,变拳为掌向前推出,掌心向前,眼看左手。

鹿戏:右腿屈膝,身体后坐,左腿前伸,左膝微弯虚踏;左手前伸,臂微屈,左手掌心向右,右手放在左肘内侧,右手

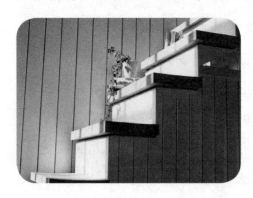

掌心向左。两臂同时在身前逆时针旋转,左手比右手幅度大,同时注意腰胯顺时针旋转。

熊戏:两腿弯曲呈半蹲姿势,身体向左转,右肩向

前下方大幅度晃动，右臂下垂，身体重心移至右腿，左脚尖点地，左臂向外上提，掌心向上，目视左前方。

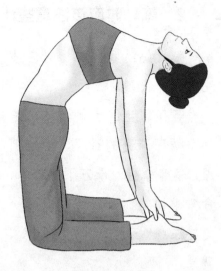

猿戏：①两腿屈膝，左脚向前轻灵迈出；同时左手沿胸前至口平处向前如取物探出，五指聚拢，腕自然下垂。②右脚迈出，左脚随之退到右脚内踝处，脚掌轻点地，右手沿胸前到平口处做取物样探出，五指聚拢勾手，腕下垂，左手收回到左肋下。③换左脚与②相同，方向相反。

鸟戏：①左脚向前迈一步，右脚随之半步脚尖点地；掌心向上将两臂从身边抬起，与肩平行，两臂向侧方举起，深呼吸。②两脚并拢，两臂从侧方下落，下蹲，两臂在膝前交叉，掌心向上，深呼吸。

（2）头面部保健功，保健功是根据传统导引法整理改编而成，这种功法动作简单、易学易记。①两腿盘膝端正而坐，双肩放松，闭眼睛，舌抵上腭，两上肢自然下垂，两手握拳分别放在两侧大腿上，掌心向上，用鼻呼吸或自然呼吸 50 次，做完后将舌头自然放下。②接上式，闭眼，眼球顺时针、逆时针各转动 20 次。③双手抱在脑后，双手示指分别按在中指上，顺势轻弹 20 次左右。④舌头在口内沿上下牙顺时针和逆时针轻轻搅动各 20 次。⑤将手擦热，在面部做洗脸动作，反复 30 次。

2. 练功时应该注意些什么？

张大妈：我在练功时应该注意些什么？

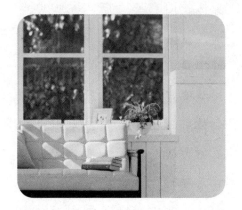

英萍医生：大妈，练功是一个循序渐进的过程，由浅到深，逐步掌握，千万不能心急、贪多求快。而且在练功时，一定要注意"三调"：调身、调心、调息。

（1）调身：就是在练功时调整好练功的姿势。练功时要摆对正确的姿势，而且不同的功法所要求的姿势也不同。通常分为行、站、坐、卧4种类型。而且这调整姿势是练功的第一步，姿势不正确将直接影响效果。

（2）调息：就是调整呼吸，让人进入安静的状态。像你这般年龄，大妈，你使用自然呼吸法就可以了，就是顺其自然的呼吸，不刻意去调整它，这也是最基础的呼吸法。

（3）调心：就是调整你的意识，不想别的事儿，集中精力的练功。教你一个最简单的调心法。就是在心里默数自己呼吸的次数，慢慢地心就静下来了。这调心啊，贯穿在整个功法的过程中。

调身、调息、调心是练习功法十分重要的三个因素，缺一不可，相互关联。好好把这三者结合在一起，练功才能取得更好的效果。如果练功后感到精神愉快，心情舒畅，肌肉略感酸胀，不妨碍正常的工作和生活。切记量力而行，不能太累，那样反

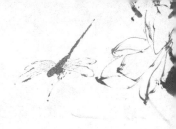

倒会伤身体。

3. 得了类风湿关节炎可以做哪些运动?

张大妈：大夫，我平时可以做哪些运动？

英萍医生：你可以做的运动有很多，快速走路、倒走、活动关节。

（1）快速走路与倒走：快速走路与倒走是一般人容易掌握而且能坚持的行之有效的健身方法。每分钟走100～120步为快速走路，时间由短到长。倒着走要在平道上或广场上进行，每次65～85步，这两项运动可以交替进行。

（2）活动关节。

①颈项运动：坐位。低头，仰头，向左右两个方向旋转，各个方向15～20次。

②手腕运动：坐位。手指伸直握拳，手腕做顺逆时针旋转各10～20次。

③扩胸运动：坐位。两上肢微屈放在胸前，同时向两侧分开，反复练习10～15次。

④腰部运动：站立，弯腰，上肢自然下垂，用手慢慢去摸自己的脚。

⑤膝髋关节运动：缓慢下蹲和向前抬腿运动，可以活动膝髋关节，每次可活动10～15次，每天2～4次。

⑥脚趾运动：站立，十个脚趾用力做"抓地"运动，每次做15～20次，每天2或3次。

4. 运动时应该注意什么？

张大妈：大夫，我在运动时都需要注意些什么呢？

英萍医生：大妈，这在运动时需要注意的事情还真挺多。主要有以下几点。

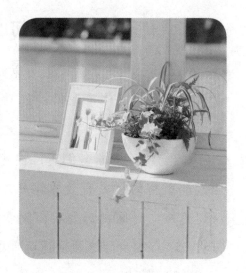

（1）你得坚持不懈，每天都要运动。生命在于运动，而运动又贵在于坚持，所以做这些运动不是一朝一夕的事。

（2）你运动时，穿衣服要尽量宽松一些，穿平底舒适的鞋，还可以带上护腕、护肘、护膝这些来保护你的关节。

（3）运动时要选择空气好、阳气足的地方。

（4）在正式开始做运动之前，一定要热身，活动活动四肢，把关节活动开了再做运动以免发生意外的损伤。

（5）做运动是一件特别消耗能量的事，你在运动时，一定会出汗，出汗就会消耗你体内大量的液体，这时你就有可能出现头晕，四肢无力等情况，为了防止这些情况的发生，你可以在运动前2个小时、运动中及运动后都要适当地喝一些纯净水，千万不要等到口特别渴的时候再喝。如果你要是低血糖，可以随身带上像巧克力这样高热量的食物，随时补充一下能量。

5. 我做这些运动对我到底有什么好处呢？

张大妈：我做这些运动对我到底有什么好处呢？

英萍医生：做这些运动不但对你这个病有好处，而且对你的身体素质和心情也有很大的影响。

（1）适当的运动既可以提高关节的稳固性，又可以提高关节的灵活性，但前提是要注意运动的量。

（2）促进新陈代谢、提高肺活量。在你做运动的时候，会吸入体内很多新鲜的空气，也就是吸入体内的氧气量增加了很多，同时，呼出的二氧化碳也随之变多，相当于身体内的"废气"排出的更多了，强有力地促进了新陈代谢，并且提高了肺活量。

（3）提高免疫力。坚持有规律的运动可以增强你的免疫力，因为运动时可使肾上腺皮质功能提高，皮质激素可促进抗体的生成，从而就增强了免疫功能。

（4）多运动还可以降低心、脑、血管疾病的发病率，做运动时可以使心脏的血液供应得到改善，还可以降血脂，防治动脉硬化。

（5）运动还可以促进胃肠的蠕动，促进消化，增强脾胃功能。

（6）运动还可以改善你的睡眠质量，晚上睡觉会更香。

（7）运动还可以使你身心愉悦，减少很多不良的情绪。

6. 什么时候运动最好？

张大妈：大夫，我什么时候运动最好呢？

英萍医生：现在啊，大多数人都选择早晨运动，认为早上的空气最清新，其实不是这样的。在一天中，日出和傍晚的时候空气质量是最差的。而且如早上控制不好运动的量，极有可能影响一天的精神状态，而且在这个时候人体血糖正处于很低的水平，容易导致低血糖的发生，像你这么大年纪的老年人应该特别注意这点。据研究表明，运动的最佳时间在上午的 9 — 12 点，下午的 2 — 5 点。还要提醒你一点就是，在冬天的时候，清晨最好不要到户外运动，因为此时，室内外的温差很大，人体的血管遇到寒冷的刺激就会急剧的收缩，从而引发各种心脑血管疾病的急性发作，严重时还会危及生命。但这些都不是绝对的，每个人也可以根据自己的病情来选择时间，可以多和大夫沟通，我们很愿意帮助你！

7. 类风湿关节炎锻炼为什么要注意动静结合？

张大妈：我为什么要注意动静结合？

英萍医生：大妈，这身体健康讲究的是动静结合、作息得当，不论我们是过于安静，或者过于兴奋，大起大落的情绪和生理变化都会带来不利的影响。只有劳逸结合，休养生息都有所规律，才是真正的有益身心、长寿的法门。对于你这个病，更得注意平衡好休息与活动的关系，急性期减少活动，缓解期可以适当做一些活动，但注意不要使关节肿胀或疼痛。咱们主要是为了锻炼肌肉，防止关节挛缩、强直和变形。平常可以多伸伸胳膊，多做做屈肘的动作，还可以踢踢腿。如果感觉关节活动受限，可以让家人帮助你做一些被动运动。生命需要运动，但过犹不及。

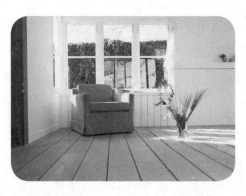

有人把体育锻炼当成包治百病的良药，还有人以为拼命运动身体自然会好。其实不然，运动过度的人寿命并不会长，剧烈运动反而容易出现损伤、导致疾病甚至猝死。

养精蓄锐、静而养生，人体健康是一个动态平衡。选择适合自己的运动方式，注意均衡膳食，保持平和心态，才是健康生活的保证。锻炼一定要因人而异，量力而行。医学之父希波克拉底说："阳光、空气、水和运动是生命健康的源泉。"若能做到合理膳食、适量运动、戒烟限酒、动静平衡，你就掌握了健康的金钥匙，就能健康地享受每一天。

8. 家人可以帮助类风湿关节炎患者做哪些被动运动？

张大妈：我家里人可以帮助我做哪些被动运动？

英萍医生：做被动运动也要分人和病情发展到什么程度。如果经历过手术的患者，在初期以固定为主，可以采用夹板固定，还可辅助做牵引，主要是为了减轻疼痛，减少关节承受的压力，促进静脉回流。后期主要做屈伸等形式的活动，防止肌肉萎缩。如果处于缓解期或病情较轻的患者，家人可以做一些推拿、按摩，

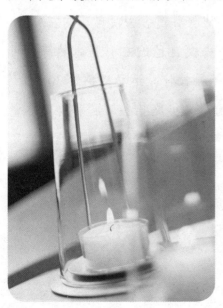

但在开始做时一定要有医生或康复医师的指导，要注意观察患者是否能承受得了，灵活改变力度和方法。还可以让家人给你做热敷，用热毛巾包裹你痛的关节，热敷过后你会感觉很舒服，疼痛会得到缓解。还可以让家人搓热双手，然后来回搓揉手指关节，促进血液的流通。在这整个过程中，你得

全身心放松，而且操作者，就是帮你做运动的那个人，动作一定要慢一些，柔和一些，得有节奏，不能猛地用力，避免有冲击性，一点点增大被活动的范围。千万不能暴力。并且在整个操作的过程中时刻观察患者的反应，如有不适一定要及时沟通。

9. 患者自己在家能做康复练习吗？

张大妈：我自己在家能做康复练习吗？

英萍医生：当然能，大妈。你还可以做一做医疗体操。下面我就教你一套。

（1）手指关节：将五个手指合拢，用一个橡皮筋套住五个手指，然后用力打开五指，反复做20个。

（2）腕部：双手握在一起，用力向一侧歪，反复操作30次

（3）肘关节：手掌向上平举握拳，或者手里可以握一根粗一点的小木棒，屈曲肘部，尽量让手掌碰到自己的肩膀，然后再伸直胳膊。这样反复做30次。

（4）肩背部：用自己的右手从脑后过去去摸自己的左肩膀，反之，用自己的左手从脑后过去去摸自己的右肩膀，熟练后可稍稍加以拍打的动作，但要注意不要拉伤。运动交替做30次。

（5）膝、髋关节：正步向前走，挺胸抬头，腿和脚尖尽量要绷直，心理数着"1、2、1"正步向前走，双手自然随之摆动。做100步左右即可。

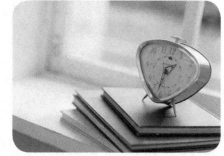

大妈，你别看这动作都十分简单，如果你能坚持每天都做，小小动作治大病。

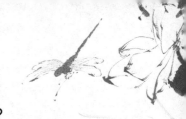

10. 同样得了这个病可以做同样运动吗?

张大妈:我有一位邻居,前些日子她也确诊得了类风湿关节炎,我可以和她做同样的运动吗?

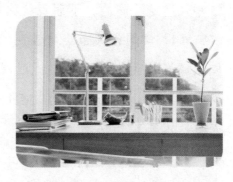

英萍医生:大妈,这运动疗法也是因人而异的,这也是运动疗法的基本原则之一。大体来讲,每个人的性别、年龄、高矮、胖瘦、职业、病情等都是不同的,所以要根据自己具体情况制定不同的运动疗法,选择最适合自己的运动。相对来讲,年轻的、体质较好的、病情较轻的,可以选择一些运动量大的锻炼项目,比如说像打打篮球、长跑等。年纪大一点、身体有些虚弱、病情较重的,可以选择动作较柔缓的运动,让全身的肌肉得到放松,比如说像散步、太极拳、慢跑等运动。还因每个人的职业不同所选择的运动疗法也不太一样,比如像老师、理发师、厨师一般站着的时间比较长,易发生下肢的静脉曲张,在运动时运动不应该太剧烈,应该多仰卧抬腿,动静结合。比如说像经常伏案写作这样的工作者,应该时常站起来活动一下,应该选择一些伸展、扩胸、仰头、远望这样的动作,同时最好选择一些户外的运动,比如游泳、太极拳等。运动疗法的基本三大原则为适度原则、因人而异原则、因时而异原则。

11. 每个人可以一直用一种运动方案吗?

张大妈:我可以一直坚持用一种运动方案吗?

英萍医生：大妈，这类风湿关节炎在不同时期的锻炼的方法和强度是不同的。下面我给你具体说一说。

（1）类风湿关节炎急性期：在这个阶段通常以晨僵、疼痛、肿胀、发热为主要症状，此时患者应该注意卧床休息，尽量减少运动，可以适当服用药物控制疼痛。可以用淡盐水浸泡僵硬关节，泡完稍稍活动一下关节。发热、肿痛时除了卧床休息更要注意避免受压和寒冷刺激。在这个时候，在你能承受的范围之内，你可以在床上做一些四肢的运动，防止关节的僵硬和变形。

（2）类风湿关节炎的缓解期：在这个阶段，要积极地进行关节锻炼，促进炎症的吸收，因为炎症会损伤关节囊、滑囊韧带等。与医生及时沟通，进行一些主动运动，做一些前面我给你介绍的功法，还可以做一些手指操、弹弹钢琴这样的活动，尽可能达到关节的活动范围，做这些可以改善手指关节的功能恢复。同时，你还可以采用理疗和按摩法，这样可以促进局部的血液循环。还可以在体力充足的时候，在温水中游泳，这样可以使全身都得到放松。所以，在不同的时期锻炼的方式与强度都大不相同。

12. 如何判断是否进入类风湿关节炎缓解期？

张大妈：大夫，我怎样判断我的病恢复到哪一期了呢？

英萍医生：医学研究认为，符合以下5条或5条以上，并至少持续3个月，可以判断为类风湿关节炎进入缓解期。

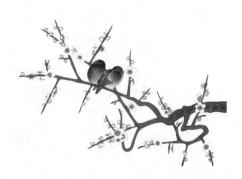

（1）晨僵的感觉持续不超过 10 ～ 15min。

（2）近期无关节痛（询问病史）。

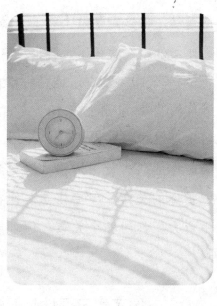

（3）两周内没有乏力感，就是没有没力气的感觉。

（4）不会感觉关节有肿胀的感觉。

（5）无关节压痛或活动时痛。

（6）红细胞沉降率：男性在 20mm/h 以下，女性在 30mm/h 以下。

你平常可以参考这个，但不是绝对的，应该定期到医院检查。

13. 日常生活中如何加强功能锻炼？

张大妈：我在日常生活中如何加强功能锻炼呢？

英萍医生：大妈，功能锻炼对缓解期预后影响很大，十分的重要。功能锻炼的主要作用就是能够防止肌肉萎缩，关节变形，恢复关节的功能。只要在你身体状况允许，感觉不费劲的情况下，应该尽早做一些功能锻炼。说起这方法，其实你在日常的饮食起居中都在做着功能锻炼，比如说，你在用筷子吃饭的时候，手指关节就得到了很好的锻炼，你在穿衣服时，肩关节和背部肌肉都得到了很好的锻炼，还比如说缝纫、做饭、穿衣服等这些动作都是日常生活中最简单的而又最实用的功能锻炼。你还可以做一些有针对性的功能锻炼，比如一些可以增加肌肉力量的运动，每日定量做上肢上举动作、打打简化太极拳、五禽戏。除此之外，你躺在床上时也可以做一些功能锻炼，如你仰卧位，将腿抬高10°左右，这样可以使股四头肌紧张而增加肌力；或者你侧躺着，把腿抬高10°左右，这样可以锻炼臀大肌和臀中肌。每次可以在心里数5个数，休息一会儿，反复练习10~15次左右。渐渐你的肌力就会增强，感觉到有力量了，从而也就能更好地保护你的关节。但要注意，你在锻炼时，切记不能过度，不能用蛮力。针对各个关节，你可以做我前面给你介绍的那些关节运动。

14. 得了类风湿性骨质疏松应该怎么运动？

张大妈：我得了类风湿性骨质疏松应该怎么运动呢？

英萍医生：大妈，这个没有固定的方案，但我可以给你一个建议。像你这个年龄，处于骨量低失人群，建议你每周运动4～6d，每次45～60min。强度就要因人而异了，心率最好保持在100～130/min，你可以扭扭秧歌、跳跳广场舞、散步等方式来锻炼。如果感到不适应该及时停下来休息一下，运动时注意防止腰部、膝关节、踝关节的扭伤。给你再普及一下吧，你回家可以告诉家里人。这30岁以前的人群骨量增长得最快，他们每周建议运动5～7d，每次60～120min，如打篮球、打排球、跑步等。等到30－45岁，是骨量最高的人群，每周建议运动5～7天，每天

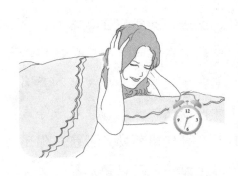

30～60min，以慢跑最好，不要做剧烈的运动。但无论处于哪种人群，如果在发病期，都应该在康复医生的指导下做运动，可以散步，心率应该控制在每分钟100次以下。

15. 如何协调休息与运动？

张大妈：我应该如何协调休息与运动？

英萍医生：协调好休息与运动，对整个疾病的发展和康复都有很大的影响。在你病情允许的情况下，运动要讲究"适度"。大家都知道运动对我们身体有很多好处，可以增强我们的体质，提高免疫力，预防骨质疏松，防止关节的畸形。但是，有些患者盲目地追求这些，运动量过大，导致关节更加疼痛，这对身体的伤害特别大；还有些人整天卧床歇息，缺乏锻炼。这两种方法都是特别大的误区，这样只会导致病情的加重。一般来讲，每天的活动量以不加重局部症状，不影响第二天的运动为原则。若你感觉当天运动过后导致关节痛得更加严重了，这就是提示你运动量过大了，应该稍稍减少你的运动量了。在身体承受得了的前提下，慢慢地增加运动量。老年人更应该注意调整休息与运动，如果你以前不经常运动，一定要多注意一些，个人建议你，做一些简单的运动或功法，比如散步、慢跑、五禽戏、保健功等。

第六讲 日常调护

1．什么样的生活习惯才有利于疾病恢复？

张大妈：我养成什么样的生活习惯才有利于疾病恢复？

英萍医生：你可以这样做。

（1）每天用温水或是热水洗漱。每天保持用热水泡手和脚10min左右，同时可以做些足底按摩，做这些可以温通经脉，活血化瘀。

（2）每天要开窗通风，呼吸新鲜的空气。在天气晴朗的时候，要勤晒被褥。在夏天时，切记不要在风口处睡觉，更不能让风扇或空调直对着你，防止风邪再次伤害你的关节。

（3）如果你爱出汗要及时把汗擦干，衣服感觉潮了要及时更换。

（4）你得养成良好的饮食习惯，多吃蔬菜水果，千万不能暴饮暴食。有时一些抗类风湿的药物可能会对消化道有一些刺激，你的食欲可能会下降，消化功能也随之下降，身体对蛋白质和营养物质的吸收会差一些，所以有必要时得补充蛋白质和各种维生素。

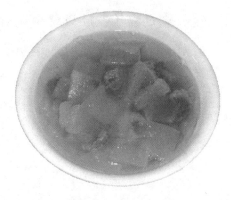

（5）每天坚持适量的锻炼，增加免疫力，改善关节功能，维持关节活动，同时防止关节痉挛、强直和肌肉萎缩。

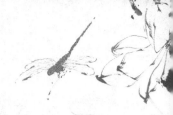

2. 怎样做才能防止疾病的复发？

张大妈：我怎样做才能防止疾病的复发？

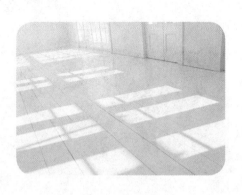

英萍医生：（1）饮食上应选择容易消化的食物，以清淡为主，少吃有刺激性和油腻的食物，如辣椒、雪糕等。多吃一些开胃的食物，可以煮一些薏仁粥或绿豆粥来喝，可以适量地放一点大枣。适当补足维生素A、C、D、E，或含钙、铁、铜、锌、硒等矿物质食物，以增强免疫力及预防氧化或贫血。可以吃一些家里做的豆腐。

（2）尽量减少长时间卧床休息，但也不应该做太剧烈的运动。可以选择坐在椅子上运动，椅子高度以你坐在上面双脚离地10cm为宜，全身放松，双腿自然下垂，交替做向前踢腿的运动。

（3）冬季清晨起床时要注意保温，可以做一些暖身运动。如自然站立，脚跟抬起，做"跺脚"的动作，双手轻快有节奏地拍打身体，这样做有助于体内阳气的生发，你一天都会有精神头。

（4）不要在没有医嘱的情况下，任意进行推拿、按摩、拔罐等传统关节疼痛的治疗方法，以免病情加重，造成无法弥补的伤害或延误治疗的最佳时间。同时，还要定期到医院进行复查。

（5）你要保持良好乐观的心态，这对维持机体正常的免疫功能和疾病的康复都有很大的帮助。

3. 家人在日常生活中如何护理?

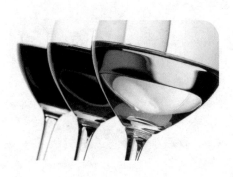

张大妈:我的家人在日常生活中如何护理?

英萍医生:俗话说的好,"得病三分靠治,七分靠养。"这句话用在这个病上再合适不过了。家人的护理对于你来说十分重要,你需要家人经常和具体的照顾。这得好好跟你家人谈谈。

(1)你的家人应该掌握一些关于你这个病的基本知识,应该大体上了解你这个病的发展过程,以便护理得更加周全,这样你也会更加安心。

(2)护理人员对待患者的态度一定要好,并且在日常生活中要仔细认真地观察患者的病情变化,及时与医生沟通,这样医生才能根据患者的病情给出针对性的治疗,更有利于患者的康复。

(3)这最重要的一点就是,护理人员一定要走出"护理等于帮助患者做所有事情"的误区,除了在类风湿病急性发作期或其他特殊情况之外,尽量让患者自理,护理人员陪同在身边。此外,还应该注意起居生活的护理,屋内的设施要尽量方便患者的行动,比如说在床边放一些高椅子,厕所的位置升高一些,在室内多放置一些防滑垫。

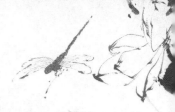

4. 如何缓解对于得了这个病的焦虑心情？

张大妈：大夫，我如何缓解对于得了这个病的焦虑心情呢？

英萍医生：大妈，得了这个病有这种焦虑的心情我们完全可以理解，但长时间这种焦虑的状态对你的身体和疾病的康复很不利。首先，你自己得正确认识这个病，这个病没有你想象的那么可怕，如果你及时和积极配合医生的治疗，这个病也是完全有可能康复的。接下来给你几点建议。

（1）在你生病的这段时间，家人的鼓励对你来说特别的重要，你可以把你的焦虑和担忧及时地和你家人说。千万不要觉得你得了这个病是家里的负担，这个家里需要你这位母亲，你要用积极乐观的态度来对待这个病，给孩子们做个好榜样，你是一位乐观的妈妈！

（2）放松你的心情，每天不要老想着这个病，可以看一看新闻、搞笑的视频，看一些笑话、听听广播和音乐等。俗话说得好"笑一笑，十年少"。还有没事儿的时候多和周围老邻居聊聊天，遛遛弯儿。

（3）陶冶你的情操，在你家庭允许的情况下，可以多出去旅旅游。旅游既可以锻炼你的身体，还可以陶冶你的情操。

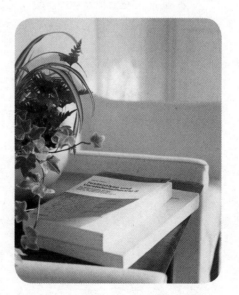

除此之外，提醒你一点，有病千万不能乱吃药，胡乱听

信一些小广告，花钱倒是小事，给你这身体吃坏了后悔都来不及。

5. 做足疗有什么帮助?

张大妈：我经常做做足疗对我这个病有好处吗?

英萍医生：做足疗对你这个病的康复有很大的帮助。这足疗你平常在家里就能做，挺方便的。做足疗的方法有很多。

（1）用家里的米醋1斤加热后，每天泡一次脚，连续泡1～2个月。可以起到活血化瘀、止痛的作用。

（2）咱家里的茄子根也是宝贝，你可以取茄子根半斤，用水煮然后取汤泡脚。泡20min左右就好，每天1次就行。可以起到疏风通络的作用。

（3）你还可以去药房抓一些中药煮后泡脚，比如像当归、皂角、没药、川芎等量，将上药水煎泡脚。早晚各一次。一剂药可以用3天。可以起到活血止痛的作用。

你看，这些方法是不是都挺简单的，而且取材也挺方便，你在家里就可以做足疗了，这些方法都可以用于类风湿性足跟痛，所以说多做做足疗不仅可以帮你缓解疼痛，而且对康复也起到了很大的辅助作用。

6. 为什么要防寒保暖?

张大妈：我为什么要防寒保暖呢?

英萍医生：大妈，你平常一定要多听天气预报，观察天

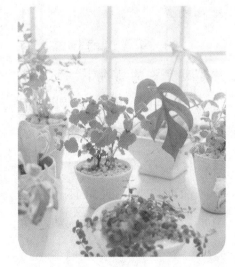

气的变化，千万别冻着，还要防潮湿，能不用冷水就尽量不用冷水。大多数类风湿关节炎患者对气温的变化都特别的敏感。在下雨阴天或是寒冷潮湿的地方，关节的肿胀疼痛一定会加重。咱们的血管也会"热胀冷缩"，寒冷的时候，血流慢，关节的运动阻力会大大增加，使关节疼痛加重。从类风湿关节炎的患病率来看，潮湿地区居多。因此，你平常一定要多注意天气的变化，防寒保暖，及时做好预防措施，向你这般年龄，冬天的时候一定要多穿一点，这样更有利于疾病的康复。

7. 得了这个病在四季都应该注意些什么？

张大妈：我得了这个病在不同季节，都应该注意些什么呢？

英萍医生：一年四季不同的气候变化，对类风湿关节炎这个病的发生和发展都有着很大的影响。春季万物复苏，春暖花开，雨水也比较多，也是这个病好发之时。要注意不要淋雨，不穿湿衣服，千万别受寒，关节要注意保暖。夏季天气比较热，不要贪凉露宿，更不能图一时舒服，暴饮冷饮等，在夏天得这个病的人也不在少数。秋季气候比较干燥，但在这个时候天气已经转凉了，正所谓秋风送爽，所以这个时候要防止受风寒侵袭你的关节。冬季寒风凛冽，更加刺骨，所以最重要的就是保暖，

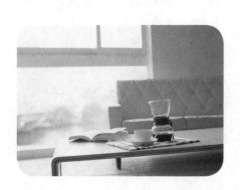

在冬天室内外温差很大，出行时一定要适当添加衣服。冬季下雪路滑，出去最好找人陪着你。所以，我们要根据季节转换时的气候变化，及时做好预防工作。

8. 为什么要注意观察病情?

张大妈:我为什么要注意观察病情呢?

英萍医生:大妈,你的这个病啊,在治疗过程中一定要注意观察病情,防止关节变形及病情的恶化。你和家人平常要注意观察关节是否有肿胀,如果发现肿胀,记录好是哪个关节,以及肿胀的程度、次数;观察是否会发生晨僵,如果有,每次多长时间,以及晨僵有多少天了;观察发病前还有哪里不舒服;观察发病后伴随的全身症状,这些对你的治疗都有很大的帮助。如果发生晨僵,晚上睡觉时可以戴上弹力手套保护好你的关节,用温水或热水泡一泡难受的关节也可以缓解疼痛肿胀感,每天起床后要慢慢起来活动一下。还有一点得提醒你,一般类风湿关节炎的患者身体的各个关节都喜欢屈曲,因为这样会感觉舒服一些,但这样的姿势对你的伤害是最大的,有的时候会为了舒服一点,在膝盖下面放一个枕头把腿架起来,这样做是十分不对的,千万不要这样做,这样会使膝关节变形,造成严重的

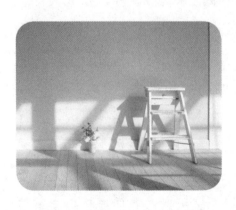

畸形,甚至残疾,有很大隐患。同样的,我们坐着的时候,也不要长时间端着胳膊,最好自然地把胳膊放在腿上或适当高度的桌子上,以防肘关节的变形,我上面说的这几点,你一定要多留意一些。

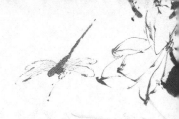

9. 在生活中如何保护关节？

张大妈：我在生活中如何保护我的关节呢？

英萍医生：大妈，及时保护好关节，防止畸形的发生，这对每一个类风湿关节炎患者都是至关重要的环节。

（1）在关节发生红肿、疼痛时，尽量减少活动，如手指痛，尽量不用手指提重物，可以选择用背包来背。

（2）平时在睡觉、走路、坐着时，都要保持好的姿势。也不要一个姿势太长时间，坐一会儿，就站起来活动活动。

（3）在运动时，感到关节痛得厉害，马上停下来休息一下，千万不能硬挺。

（4）在日常生活中，也有很多小细节应该注意一下。比如说：避免用手指去提水壶。洗澡时可以使用沐浴露，避免使用肥皂，以免你手滑拿不住。平时穿鞋时，在鞋架旁经常备着一个长柄的"鞋拔子"。避免用手指挤牙刷，可以用手掌来挤。平时吃饭时选择粗一点的筷子。给老人准备一个长柄的"痒痒扒儿"。

10. 类风湿关节炎会遗传和传染吗？

张大妈：我的这个病会影响我的儿子吗？

英萍医生：大妈，你是想知道类风湿关节炎会不会遗传和传染吧？这遗传呢，简单地说就是由于祖辈的遗传物质的改变引起的疾病，这种病又传给了下一辈，这是遗传过程。就目前的医疗研究，还不能证明这种病遗传。现在得这种病的人有很多，得这种病与生活环境、生活习惯、饮食习惯、心理状态也都有很大的关系，不一定是遗传，所以你不必太过担心。并且这个

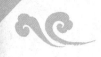

病本身是不会传染的，虽然类风湿关节炎病因还不是特别明确，但这种病是因为种种原因而引起的自身免疫性疾病，不是传染来的，所以，你大可放心。如果家里人感觉到不舒服，及时到医院检查还是十分有必要的。

11. 怎样增强免疫力？

张大妈：我要怎样增强我的免疫力呢？

英萍医生：需要注意的事还挺多。

（1）保持愉快的心情，少上火。

（2）适当地运动，多晒晒太阳，多到户外走走。太阳是我们的生命之源，因为维生素D只有这样才可以吸收。

（3）注意休息，少熬夜，保持充足的睡眠。

（4）建议戒烟限酒：吸烟时人体血管易发生痉挛，局部器官血液供应减少，易导致呼吸道黏膜的营养素和氧气供给量减少，抗病能力也会随之减弱。少量饮酒有益健康，嗜酒会减弱人体免疫功能，一定要严格控制。

（5）吃胡萝卜也可以增强免疫力。

（6）多吃大蒜、洋葱。大蒜和洋葱都是热性食物，对改善体质有良好的作用。大蒜具有杀菌杀毒功能，吃大蒜最好生食，因为生蒜具有抗病毒、提高机体免疫力的作用。

（7）木瓜汁可增强免疫力：木瓜汁中含有一些可以提高免疫力和抗氧化能力的物质。

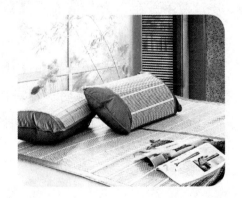

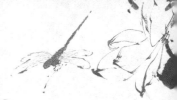

12. 得了类风湿关节炎可以进行日光浴吗?

张大妈: 我平常可以进行日光浴吗?

英萍医生: 当然可以, 大妈, 多晒晒太阳对于你的康复有很大的帮助。你平常可以适当进行日光浴。这日光浴呢, 就是按照一定的方法使日光照射在人体上, 并按一定的顺序和时间要求进行系统照射, 利用太阳的辐射等作用, 引起人体一系列的生理、生化反应的治疗方法。进行日光浴可以防止佝偻病、骨质疏松, 增加你的免疫力, 还有活血化瘀、消炎的作用。在日光浴时, 准备好草帽、床单、太阳镜等物品。日光浴时可以选择晒全身或身体某个部位都可以。通常公园、沙滩都可以。每次日光浴的时间, 夏季最长不要超过 1h, 冬季最长不要超过 1.5h。伴有活动性肺结核、心力衰竭、发热性疾病禁止进行日光浴。如果你在进行日光浴之后, 感觉恶心、头晕、乏力、食欲不振、皮肤红肿, 应立即停止日光浴。特别注意的就是, 在进行日光浴时, 一定要保护好自己的眼睛。还有, 大妈, 你平常晒太阳的时候, 尽量到户外去, 因为在室内晒太阳, 窗户的玻璃会过滤掉部分的紫外线, 而这些紫外线是促进咱们身体合成维生素D 必不可少的, 没事儿的时候多去户外走走, 对你的身体有很大的好处。

13. 怎样缓解足跟痛?

张大妈: 我怎样缓解足跟痛呢?

英萍医生: 缓解这种足跟痛最重要的就是要保护好你的脚, 这样会缓解你的足跟痛。你可以从以下几个方面来保护你的脚。

（1）首先在选鞋时，应该选择那些鞋底较软，宽松舒适的鞋。如果感觉不舒服时，可以垫一双厚一点的鞋垫，这样可以减少挤压。

（2）建议你平常在家多用温水泡脚，并且在泡脚时，做一些足底的按摩，可以用手掌搓自己的脚掌或足跟，也可以双脚掌互相摩搓，这样可以促进血液循环，缓解疼痛，还有助于睡眠，但按摩时要注意力度，舒适为宜，不用太大劲儿。

（3）平常在运动时，做脚趾抓地的动作。

（4）在家自制一个圆木棒，平时坐着没事儿时，踩在脚底下滚动，千万小心别摔着。

（5）在足跟痛得严重时，可以用棉花或布做一个保护垫，放在鞋子里，置于足跟的位置，这样可以减少摩擦。

（6）你可以平坐于地，把腿伸直，双脚和脚趾慢慢用力，向脚背钩，坚持挺 30s，然后慢慢放松，连续 10 次左右。

14. 得了这个病能够完全康复吗？

张大妈：我得了这个病能够完全康复吗？

英萍医生：大妈，虽然目前这个病的病因病机还不清楚，但经过大量的研究，这个病还是有康复概率的，前景还是十分乐观的。一般会分为三种情况。

（1）大约 10% 的患者在这个病第一次发病之后，可自行缓解或者康复，若超过 3 年没有再复发，一般就不会再复发了。

（2）大约 10% 的患者会经历一个恶性的过程，由于个体差异等各种原因，治疗效果不太明显，可能关节会畸形，甚至落下某种残疾。但是，如果及时治疗与配合，我们现在的医疗技

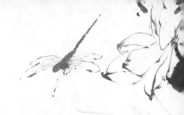

术很发达，大部分患者都不会发展到这一步。

（3）大约 80% 的患者会经历一个漫长的过程，发病周期可能会是几个月，反复发作。经过长期综合的治疗，炎症能够得到很好的控制。但发作次数越多，对关节的伤害就越大。

但你不要灰心，现在世界各国对这个病都十分重视，而且总体来讲这个病已经得到很好的控制，康复的概率还是很大的，这不是对你的安慰，而是事实就是如此，真心祝你能够早日康复！

看 病 攻 略

1. 什么情况下，我需要在当地医院治疗，什么情况下有必要前往大型三甲医院就诊？

现在随着国民经济水平的不断提高，很多人都过上了充裕的生活，大家的消费观念也与以往有了不小的变化。在满足基本物质生活条件基础上，人们也更愿意向更高的目标去努力，这一点，在当下的就医理念上亦是如此。众所周知，目前，全国医院按照等级划分三级，每级再划分为甲、乙、丙三等，其中三级医院增设特等，因此医院共分三级十等。级别越高，自然意味着医疗水平越突出。那么，我们作为普通患者，是否有必要全部扎堆去那些三甲医院呢？答案显然是否定的。得益于基层医师进修机制，以及医学理论知识的快捷共享，再加上重视人才引进，现在地方综合性医院的医疗水平已取得长足的进步，完全有能力

为大众健康保驾护航。因此，我们提倡对于普通患者，先去地方综合医院就诊，如果你满足了以下几点，则建议前往上级医院进一步诊治：①地方医院难以确诊的疑难病历；②患者病情复杂，地方医院条件有限，难以提供进一步救治；③某些其他原因，你的经治医师建议你前往上级医院。

2. 这个病该挂什么科，风湿科、骨科、肾内科、还是内分泌科？

类风湿关节炎是一个累及多系统、多器官的自身免疫性疾病，因此，挂号一般都是首选风湿免疫科，风湿免疫科的医生往往最善于提供本病的诊断意见，以及整体治疗方案的确定。患者后期随访，往往也可以选择风湿免疫科。但由于本病可以累及多个系统、器官，其中，比较容易受累的部位有皮肤、肾脏、骨骼甚至血液系统、神经系统等，因此，本病的系统治疗，自然少不了上述这些科室的配合，那么，对于没有任何医学常识的人该如何选对就诊科室呢？笔者建议，如果你自己并不清楚自己得了什么病，初次就诊，最简单有效的办法就是可以去咨询医院的导医，他们会给你提供一个相对规范的就医指导。

3. 就医看病前需要做哪些准备吗？

上医院看病很麻烦，医患关系紧张，很多朋友都会抱怨，跑了好多次医院也没看好病。其实，看病也是有技巧的，如何准备、如何描述病情、如何协助医生等一大堆的问题都需要处理好，才能更有效地看病。接下来，我以一个无数次的亲历者的角度谈一谈普通老百姓该如何做好就医前

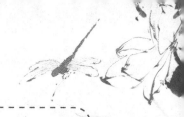

的准备。

（1）看病前准备：看病之前准备充分，能给就医带来很大的帮助。①证件，身份证、医保卡、医院特别要求的卡证等。②历史检查资料，如非初次就医，请带齐之前的检查资料，病历等。③挂号，现在可以通过网络就医平台、手机软件等方式挂号，节省排队等候的时间。④初步了解，从网络上先了解一下相关的流程。

（2）了解自己的病症：只有自己对病症了解得清楚才能准确地描述给医生，注意以下几点。①不要滔滔不绝，很多人见到医生就开始滔滔不绝，要将重点告诉医生，自己最不舒服的是什么，接下来医生会提问。②时间，要将具体的发病时间告诉医生，而且区分是慢病还是急病。③事件，是否之前发生了什么特别的事情，引发了疼痛，要将这些相关的事件都描述给医生。④疑虑，如果自己对此病有什么疑虑也要告诉医生，如果能够打开心结，有利于健康。⑤隐私，看病就不要考虑过多的隐私问题了，如果看妇科、肛肠等病时，不要不好意思，也要如实描述病症。

（3）医患合作效果好：医生和患者就像天平的两端，两边必须都站稳了，才能让医患关系平衡，才能把病看好。

我们在看病的时候还要注意以下几点。①信任医生，既然你是来看病的，就要相信医生的专业性，积极配合医生的检查和沟通，不要和医生起冲突。②理解医生，医生也不是神，很多病症不通过检查医生也无法判断，不要因为检查项目多、费用贵就抱怨医生。③积极配合，在尊重

和信任的基础上，积极地和医生讨论，表达疑虑，及时反馈治疗效果。④不要轻信网络，现在网络很发达，很多患者都会提前在网络上查询相关的信息，但是网络毕竟只是提供粗略的咨询，详细的病症还是要靠检查和医生的诊治。⑤表达感谢，对于医德医术都很高的医生，我们要及时地表达感谢，良好的医患关系需要大家的共同努力。

（4）专家排最后：很多人看病都希望能找专家，其实医生朋友们建议第一次看病不要就忙着找专家。

第一次看病，我们没有做任何的检查，即使你找的是专家也是先从检查开始，而且专家号很难挂、耗时耗力，不如先看普通医生，把前面必要的检查项目都做了，然后如果问题还是没有得到解决，再去看专家会更加有效。

专家"很难看到"，所以，如果真的需要看专家，就一定要把想问的、想说的都表达清楚了，如果对自己的记忆力不放心，不妨先打个草稿。

（5）中医西医分清楚：现在流行中医热，很多人都崇拜中医，其实中西医各有利弊，选择看中医还是西医，还是要根据病症决定。

中医治本，不良反应相对较少，但相对来说疗效慢；西医治标，不良反应相对较多，但相对来说疗效快。应该引起大家注意的是，不要盲目地什么病都选择中医，觉得中医没有不良反应，但是中医疗效相对比较缓慢，对于有些危重和急性病症不是很适合。